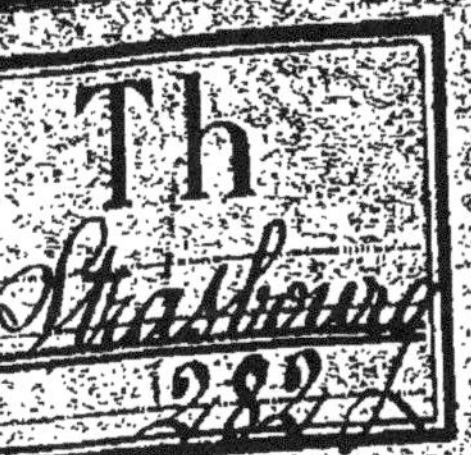

[illegible]

THÈSE

présentée pour

LE DOCTORAT EN MÉDECINE

par

Ernest Louis BAUER

Né le 8 janvier 1898 à Rexingen (Bas-Rhin)

interne à l'asile départemental d'aliénés
de Stephansfeld (Bas-Rhin)

La régression des troubles mentaux chez les aliénés atteints de maladies somatiques intercurrentes

ÉTUDE CLINIQUE ET MÉDICOLÉGALE

Président : M. le Professeur CHAVIGNY

[illegible]

FACULTÉ DE MÉDECINE DE STRASBOURG

ANNÉE 1924 — № 20

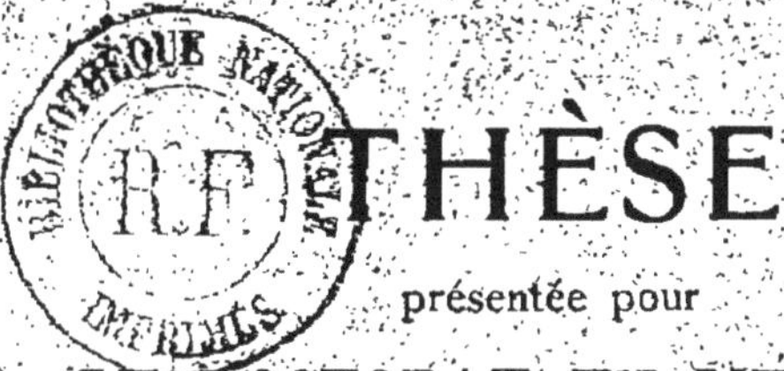

THÈSE

présentée pour

LE DOCTORAT EN MÉDECINE

par

Ernest Louis BAUER

Né le 8 janvier 1898 à Rexingen (Bas-Rhin)

interne à l'asile départemental d'aliénés
de Stephansfeld (Bas-Rhin)

La régression des troubles mentaux chez les aliénés atteints de maladies somatiques intercurrentes

ETUDE CLINIQUE ET MÉDICOLÉGALE

Président: Mr le Professeur CHAVIGNY

STRASBOURG
Imprimerie Ch. & J. Goeller, Place d'Austerlitz 6 c
1924

FACULTÉ DE MÉDECINE DE STRASBOURG

Doyen	MM. WEISS C. ✱ ❦ I.
Assesseur	CHAVIGNY O. ✱ ❦ I.

Professeurs

Embryologie.	MM. ANCEL ✱ ❦ I.
Anatomie	FORSTER ❦ A.
Histologie	BOUIN O. ✱ ❦ I.
Physiologie	N . . .
Physique biologique.	WEISS C. ✱ ❦ I.
Chimie biologique	NICLOUX ✱ ❦ I.
Anatomie pathologique . . .	MASSON ✱ ❦ A.
Pharmacologie, Médecine expérimentale	AMBARD ✱ ❦ A.
Hygiène, Bactériologie. . . .	BORREL C. ✱ ❦ I.
Médecine légale	CHAVIGNY O. ✱ ❦ I.
Clinique médicale	MERKLEN ✱ ❦ I. BLUM Léon ✱ ❦ A.
Clinique chirurgicale	SENCERT O. ✱ ❦ I. STOLZ ✱ ❦ A.
Clinique ophtalmologique. . . .	DUVERGER ❦ A.
Clinique dermatologique	PAUTRIER ✱ ❦ A.
Clinique psychiatrique	PFERSDORFF ❦ A.
Clinique neurologique	BARRÉ ✱ ❦ A.
Clinique oto-rhino-laryngologique	N . . .
Clinique gynécologique et accouchement	SCHICKELÉ ✱ ❦ A.
Clinique infantile	ROHMER ❦ A.

Chargés de cours et Agrégés

MM. ARON Max ❦ A.	MM. HUMBERT ❦ A.
BELLOCQ ❦ A.	HUGEL ❦ A.
BLUM (Paul) ✱ ❦ I.	KELLER ❦ A.
BOEZ ❦ A.	LICKTEIG ❦ A.
CANUYT	REEB ❦ A.
FONTÈS	SCHAEFFER ❦ A.
GELMA ❦ A.	SCHWARTZ ❦ A.
GÉRY ❦ A.	VAUCHER ❦ A.
GUNSETT ✱ ❦ A.	WEILL ❦ A.
HANNS ✱ ❦ A.	SIMON, agrégé

Par délibération en date du 9 décembre 1798, l'Ecole a arrêté que les opinions émises dans les dissertations qui lui seront présentées doivent être considérées comme propres à leurs auteurs et qu'elle n'entend leur donner aucune approbation ni improbation.

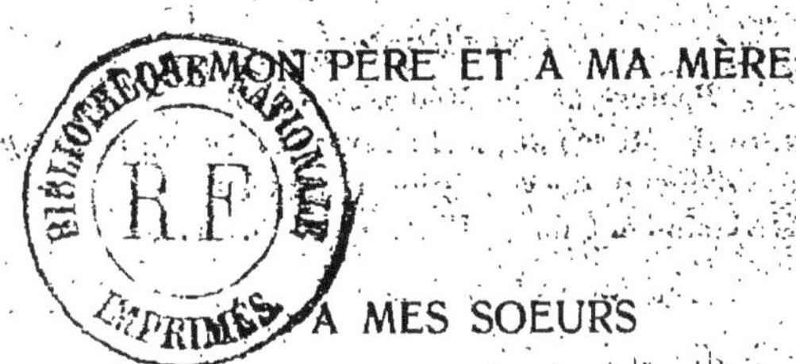

A MON PÈRE ET A MA MÈRE

A MES SOEURS

A MON AMI
LE DOCTEUR HENRI NUSSBICKER

A MON PRÉSIDENT DE THÈSE

MONSIEUR LE PROFESSEUR

P. CHAVIGNY

Professeur de Médecine légale
à la Faculté de Médecine de l'Université de Strasbourg
Officier de la Légion d'honneur
Médecin-chef de la Place de Strasbourg.

A MON MAITRE

MONSIEUR LE DOCTEUR COURBON

Médecin-chef des asiles publics d'aliénés
Médecin-chef à l'asile départemental d'aliénés
da Stephansfeld (Bas-Rhin)

à qui nous ne cesserons de rester profondément attaché en nous rappelant l'enseignement savant et les nombreux conseils pratiques qu'il nous a donnés dans son service.

A MONSIEUR LE DOCTEUR FRANKHAUSER

Médecin-directeur de l'asile départemental d'aliénés
de Stephansfeld (Bas-Rhin)

A MONSIEUR LE DOCTEUR JEAN EISSEN

Médecin-chef de l'asile départemental d'aliénés
de Stephansfeld (Bas-Rhin)

que nous remercions ici de l'amitié qu'ils nous a témoignée pendant notre séjour à l'asile de Stephansfeld et du secours actif qu'il nous a apporté dans la poursuite de nos études.

A MONSIEUR LE DOCTEUR SPITZ

Médecin-chef de l'asile départemental d'aliénés
de Stephansfeld (Bas-Rhin)

Avant-propos.

Le problème de l'influence salutaire des maladies intercurrentes sur les troubles mentaux des aliénés n'a jamais cessé de préoccuper les psychiâtres. Il est vrai que les aliénistes ne lui attribuent plus cette importance en psychiâtrie qu'il a semblé posséder vers la fin du siècle dernier, lorsqu'on espérait de l'étude de ce phénomène des données précieuses au point de vue de la pathogénie des troubles mentaux et qu'on s'attendait à des succès importants de son application au traitement des psychoses. Les nombreuses recherches scientifiques n'ont pas abouti à des conclusions satisfaisantes, et toutes les tentatives thérapeutiques parfois ingénieuses ont donné si non des échecs, du moins des résultats peu encourageants.

Il n'est donc pas étonnant que pendant quelques années, où d'ailleurs l'attention des médecins comme de tout le monde était portée sur des évènements beaucoup plus impressionnants, ce problème semblait avoir perdu toute son actualité. Cependant, même pendant cette période, Wagner v. Jauregg et ses élèves, ont continué à Vienne, sans se laisser décourager, leurs essais pyrétothérapiques dans la Paralysie générale.

En parcourant les revues neurologiques et psychiâtriques d'après la guerre, on trouve de nouveau toute une série de communications intéressantes, rapportant en partie des observations cliniques sur la régression des troubles mentaux chez des aliénés atteints de grippe ou d'autres maladies infectieuses, en partie les résultats obtenus par la provocation artificielle de la fièvre chez ces malades. C'est ce qui nous a encouragé de rapporter les observations que nous avons faites à l'asile de Stephansfeld, au cours des deux dernières années. D'un autre côté il nous à semblé utile de jeter un coup d'œil d'ensemble sur tous les problèmes qui se dégagent de l'étude de la régression des troubles mentaux sous l'influence de maladies somatiques et de réunir tout ce qui a été dit et écrit à ce sujet jusqu'à présent. Les dernières études analogues ont été entreprises il y a 40 ans déjà. Il était donc intéressant de reprendre la question et de la voir sous la lumière des travaux récents.

Qu'il nous soit permis de remercier ici Monsieur le professeur Chavigny, qui a bien voulu nous faire l'honneur d'accepter la présidence de notre thèse, de même que Monsieur le Docteur Frankhauser, médecin-directeur de l'asile de Stephansfeld, et Messieurs les Docteurs Courbon, Spitz et Eissen, médecins-chefs dans cet asile, qui ont bien voulu mettre à notre disposition leurs observations cliniques et qui n'ont cessé de nous être, depuis 2 ans, des chefs bienveillants et indulgents. Nous remercions de même nos collègues et amis d'études Moritz, Schweickhardt et Benmann, de l'amitié qu'ils nous ont toujours témoignée et des suggestions utiles qu'ils ont pu nous donner au cours de nos causeries fréquentes.

Définition et Division du travail.

Si l'association de plusieurs maladies chez un même sujet constitue presque toujours un facteur de gravité au point de vue du pronostic, elle se montre dans certains cas comme un évènement particulièrement favorable. C'est ainsi qu'on a vu guérir des cancers du sein, le lupus, sous l'influence d'un érysipèle.

Mais le même fait de la guérison d'une maladie sous l'influence d'une autre a été observé avec une fréquence beaucoup plus grande en pathologie mentale. Des troubles psychiques anciens, considérés comme incurables, ont disparu au cours d'une affection fébrile intercurrente où à la suite d'accidents hémorragiques on traumatiques, et parfois la guérison psychique s'est maintenue définitive. Qu'il y ait là des relations intimes et non de simples coincidences, c'est déjà démontré par ce fait que la régression mentale ne constitue souvent qu'une intermittence nettement sychrone avec les troubles somatiques; après leur cessation les troubles psychiques réapparaissent dans toute leur intensité.

Aussi ne nous bornerons-nous pas à étudier dans notre travail la seule influence curative des maladies intercurrentes sur les maladies mentales; le sort ultérieur des malades ne nous intéressera qu'on second lieu, nous nous occuperons en première ligne de ce simple fait de la régression de troubles psychiques au cours de troubles somatiques.

Le phénomène semble présenter de l'intérêt à de points de vue différents. Il est:

1) d'un intérêt clinique. Car il y a lieu d'étudier les syndromes mentaux qui sont susceptibles de subir influence favorable de maladies intercurrentes, et les affections somatiques qui peuvent exercer cette influence.

2) d'un intérêt anatomo- et physiopathologique. En effet il serait utile de connaître les mécanismes par lesquels les maladies incidentes agissent sur les maladies mentales, et la nature des modifications qui ont lieu dans le domaine cérébral, lors de la disparition des troubles mentaux.

3) d'un intérêt thérapeutique; l'observation de ces faits pouvant donner des suggestions au point de vue du traitement des maladies mentales.

4) d'un intérêt médicolégal; car ces régressions de troubles constituant des intervalles lucides ou des guérisons inattendues, peuvent poser des problèmes au point de vue de la capacité et de la responsabilité des malades chez lesquels elles surviennent.

C'est à ces 4 points de vue: clinique, nosologique, thérapeutique et médicolégal, que nous allons étudier notre question dans les différents chapitres de ce travail. Dans une 1re partie, proprement clinique, nous réunirons les chapitres traitant de la clinique, de la nosologie et de la thérapeutique. Dans une deuxième partie nous ferons l'étude médicolégale de la question. Enfin un court préambule d'historique et une bibliographie détaillée compléteront notre essai.

Historique.

La guérison des affections du système nerveux sous l'influence des maladies intercurrentes a été connue déjà des médecins de l'antiquité. Hippocrate, dans ses œuvres, s'y prononce de la façon suivante: „Τὰ σπασμώδεα καὶ τὰ τετανώδεα πυρατὸς λύει," c'est-à-dire : « Les crampes et les convulsions sont supprimées par la fièvre». Dans un autre passage de la traduction latine de ses œuvres due à Dureto on lit : «Convulsionem sanat exorta febris acuta quae prius non fuit, quod si prius fuerit exacerbata. Galien rapporta le premier un cas de ce genre, un homme fut guéri de sa folie par un accès de fièvre quarte. Aëtius attribua à une hémorragie nasale la guérison d'une mélancolie.

Parmi les médecins qui, au cours du 17e, du 18e et au début du 19e siècle ont observé des faits analogues, Berthier et Wagner citent Bœrhaave, Sydenham, Belgarric, Fodéré, Régis-Rey et Daquin. Voilà le passage de l'article de Berthier :

«Bœrhaave dit que la fièvre intermittente vernale «est quelquefois le remède de la manie. — Belgarric «cite une folie résolue par la fièvre quarte. — Fodéré «met la fièvre au nombre des crises les plus ordi«naires de la folie, après les hémorragies. — Régis-«Rey de Cadillac raconte, qu'un homme tombé dans «la démence à l'âge de 70 ans recouvra l'exercice «entier de ses facultés intellectuelles à la suite d'une «fièvre putride et maligne. — Daquin a vu des folies «jugées par une fièvre continue».

Lorsque grâce à Pinel et à Esquirol on eut commencé à observer et à traiter les aliénés dans les asiles, établissements médicaux, les faits publiés devinrent de plus en plus nombreux. Pinel lui-même avait communiqué un cas d'aliénation guérie par un long accès de fièvre, et à Esquirol nous devons la première étude détaillée du phénomène, clinique et nosologique, dans l'article sur les terminaisons critiques de la folie, de son traité des maladies mentales.

«Ce que l'art ne peut toujours faire», dit-il, «la «nature l'opère pour quelques individus, et il n'est «pas rare que non seulement des fièvres symptoma-«tiques, mais de fièvres essentielles jugent la folie». La même faculté de guérir les psychoses est attribuée par Esquirol aux suppurations abondantes et prolongées, spontanées et provoquées, aux ulcères, aux exutoires, aux hémorragies, et à l'appui de son opinion il cite une série nombreuse d'observations, qui témoignent de la valeur de ce grand clinicien en médecine mentale.

Plus tard, un exposé magistral du problème se trouve dans la traité de Marcé. Falret et Dagonet lui consacraient encore des passages de leurs traités; Guislain en faisait une étude très détaillée dans ses leçons sur les phrénopathies. Les traités allemands de cette époque s'on occupaient tous d'une façon plus au moins ample.

C'est encore dans la littérature médicale française qu'on trouve la première monographie sur l'influence des affections intercurrentes sur les maladies mentales. Berthier, de l'asile de Bourg, étudia, dans les Annales médicopsychologiques de 1861, la fièvre dans ses rapports avec l'aliénation mentale,

1) comme cause provocatrice de la folie,

2) comme agent modificateur de la folie,

«Comme condition thérapeutique conclut-il, la «fièvre enraye quelquefois la marche de la folie, la «suspend le plus souvent et juge cette maladie dans «certaines circonstances trop ou assez negligées».

En Allemagne, le problème fut traité dans son ensemble par Sponholz en 1877, Fiedler, Lehmann et Wagner de Vienne vers 1880. Goodall et Bullen ont publié une étude analogue en Angleterre, en 1895. On trouve notamment dans les travaux de Fiedler, Lehmann et Wagner une revue assez complète des publications antérieures, et l'étude comparative de toutes ces observations a permis à Wagner des conclusions assez intéressantes.

Les résultats constatés dans les asiles au cours des épidémies de maladies contagieuses ont donné lieu à des études nombreuses. Bach, en Suisse, Gaye, Schlager, Nasse, Kelp et Wolff en Allemagne, Campbell et Percy Smith en Angleterre, Brunet, Marandon de Montyel et Lannois chez nous, ont étudié l'influence de la fièvre typhoïde sur les maladies mentales, au milieu et vers la fin du siècle dernier. Cette série de travaux s'est enrichie plus récemment par l'analyse de Friedlaender et par le travail excellent de Becker, en 1911.

Le choléra a été étudié sous le même rapport par Woillez, en 1851, et plus tard par Camuset.

Le paludisme a fait le sujet de la thèse de Koster, déjà en 1848. Plus tard, vers 1840, Nasse a publié des observations au sujet de cette même maladie, Notons que dès 1887, Wagner de Vienne a recommandé les inoculations de la fièvre paludéenne comme traitement des psychoses, méthode dont l'emploi a été inauguré par Wagner von Jauregg en 1917 seulement dans la paralysie générale et qui a été essayée depuis par plusieurs auteurs allemands.

De la Russie nous sont parvenues, vers 1870, les observations intéressantes de Ochs et Rosenblum d'Odessa, au sujet de la fièvre récurrente et du typhus exanthématique.

L'influence favorable de la grippe sur les psychoses a été notée pour la première fois par Metz, en 1890. C'est surtout lors des épidémies de grippe récentes, que des observations ont été publiées sur cette maladie. Maillard et Brune, Latapie et Damaye en France. Gordon et Menninger aux Etats-Unis, Moreira au Brésil, ont décrit les effets constatés chez les aliénés et les épileptiques atteints de grippe.

La guérison des psychoses par l'érysipèle et par les suppurations prolongées a été constatée dès le début du siècle dernier. Nous n'insistons pas sur les nombreux travaux parus à ce sujet; quelques-uns sont cités au 4e chapitre de la partie clinique de ce travail. Beckmann, de Kiel, a étudié l'influence de l'érysipèle, dans une thèse soutenue en 1914.

Nous n'insistons non plus sur les travaux publiés à propos de l'influence de la tuberculose pulmonaire sur les maladies mentales, renvoyant le lecteur de même au chapitre cité ci-dessus.

L'effet favorable produit par certaines maladies intercurrentes, notamment l'érysipèle et les suppurations, dans la paralysie générale, a été étudié notamment par Doutrebente dans son travail sur les rémissions dans la P. G., paru en 1878, et par von Halban, en 1902. Mais comme le démontrent les bibliographies contenues dans ces études, il s'agit là de faits constatés depuis qu'on a reconnu et identifié, la maladie de Bayle.

Enfin c'est particulièrement en France qu'a été étudiée l'influence favorable de certaines maladies fébriles sur l'épilepsie, notamment par Toulouse et Marchand, Lannois, et Pellissier.

Il n'est pas étonnant qu'un fait aussi frappant que celui de la guérison des maladies mentales par des maladies somatiques ait eu un retentissement important en thérapeutique. La saignée, les pommades irritantes, les suppurations artificielles ont été à la mode pendant longtemps dans le traitement des psychoses. La méthode des abcès de fixation, provoqués par l'essence de thérébentine, a été appliquée d'abord par Azémar et Catala. Roziès et Mlle. Pascal l'ont recommandée encore tout récemment.

La médication pyrétique fut essayée déjà du temps d'Esquirol. « Le médecin chargé de l'hospice des in-« sensés de Tuebingen en Wuerttemberg, dit cet auteur, « fait prendre aux aliénés de son hospice le muriate « de Mercure doux. à doses répétées, afin d'exciter un « mouvement fébrile, ce qui lui réussit quelque fois. »

Dans le même but Donath de Budapest a essayé depuis le début de notre siècle le Nucléïnate de Soude, et Lépine de Lyon a employé le même médicament chez les malades de son service. Tout récemment M. Merklen a communiqué les effets obtenus par des injections d'or colloïdal chez les mélancoliques.

L'inoculation des maladies infectieuses aux aliénés fut recommandée déjà par Wagner en 1887. Ses élèves, notamment Boeck, ont publié les résultats de leurs essais, à partir de 1895. Ils ont expérimenté d'abord avec la Tuberculine et avec le bacille pyocyanique. On sait que la méthode à la tuberculine a été continuée et perfectionnée par les adeptes de l'école de Vienne, jusqu'au début de la guerre, notamment par Wagner v. Jauregg. En France elle a été appliquée pour la 1re fois par Anglade. Boulos, de Bordeaux, l'a étudiée dans sa thèse de 1918.

La vaccination antityphique a été essayée par Lalargue (thèse de Bordeaux 1912) et en Allemagne par

Friedlaender. Les toxines streptococciques ont été préconisées dans le traitement des maladies mentales et de l'épilepsie par Catala. Lewis Bruce et Robertson en Angleterre, ont appliqué les injections de sérum antistreptococcique, antistaphylococcique et anticolibacillaire, dans la Paralysie générale.

Notons enfin que depuis quelques années, sous l'instigation de Wagner v. Jauregg, des auteurs allemands et autrichiens inoculent aux paralytiques généraux la fièvre tierce. Gerstmann a publié en 1922 des résultats encourageants obtenus par cette méthode à Vienne.

Voilà un résumé historique assez bref de notre question. Pour plus de détails le lecteur se reportera aux chapitres correspondants de ce travail.

A l'heure actuelle, on n'est guère sceptique à l'égard du fait de la régression des troubles mentaux sous l'influence de maladies somatiques intercurrentes; la plupart des traités font allusion à ce phénomène. Nous terminerons en citant les passages respectifs des manuels de Régis et de Kraeplin.

REGIS: « Une autre particularité également curi-
« euse, c'est l'action salutaire qu'exercent parfois sur
« la marche de la folie les maladies intercurrentes,
« agissant ainsi par une sorte de dérivation. Cette
« action a été mise en lumière sous le nom de crise
« par Esquirol qui est allé jusqu'à déclarer qu'il n'y
« avait de guérison de la folie que celle qui s'opérait
« par crise.

« Il est certain qu'on peut voir guérir une psychose,
« même ancienne et réputée à peu près chronique.
« sous l'influence d'une maladie fébrile, d'une suppu-
« ration., etc. C'est d'ailleurs sur ce fait d'observation
« qu'on s'est basé pour appliquer aux psychoses le
« traitement par les abcès de fixation et celui par les
« injections de virus atténués. »

KRAEPELIN: « Dans une série restreinte de cas, « on a observé la guérison psychique pendant ou après « une affection fébrile (fièvre typhoide, érysipèle, pa- « ludisme), plus rarement après de hémorragies abon- « dantes, des suppurations graves ou des traumatis- « mus crâniens. Le plus souvent il s'agit de maladies « mentales à début récent; mélancolie, manie ou « amentia; mais parfois la même influence salutaire « s'observe dans des cas anciens et semblant dés- « espérés. Des améliorations importantes ont été ob- « servées dans la paralysie générale après des sup- « purations. D'autre part, même chez des malades de- « puis longtemps déments et incohérents, on peut voir, « au cours d'une maladie fébrile, les idées délirantes « entrer en régression et céder la place à une activité « intellectuelle inattendue, pour une courte durée de « temps, il est vrai — — —. »

A. ETUDE CLINIQUE.

Ier CHAPITRE.

Observations cliniques.

Les cas que nous rapporterons dans ce Chapitre et que nous avons observés dans les services de MM. les Docteurs Courbon et Spitz à l'asile de Stephansfeld, montrent la régression des troubles mentaux sous différents aspects et serviront de base à une étude d'ensemble du problème.

1.) M. LEONIE, née en 1887, internée à l'asile de LORQUIN le 30 avril 1920 et transferée à l'asile de STEPHANSFELD le 30 novembre 1921.

30. 11. 21. Jeune femme aux cheveux ébouriffés et d'une volubilité incoërcible, gesticulant avec animation. Extrêmement difficile à interroger, à cause du débit torrentiel de ses paroles. Très orientée et mnésique, connaissant la durée du trajet de LORQUIN ici, les dates de sa vie et de la guerre. Serait entrée à LORQUIN en mai 1920.

Incohérence par association de souvenirs et fuite des idées, parle de sa jeunesse, des couvents où elle fut élevée, des gens avec qui elle eut à faire, des domestiques avec qui elle eut des difficultés, d'amies qui se sont mariées et avaient fait telles ou telles choses, d'un officier qui avait demandé quelqu'un en mariage pour sa sœur, d'un juge avec qui elle avait fait un pas en sortant de l'église, d'une bombe qui avait éclaté lors de la bataille de Sarrebourg, des médecins de Lorquin, de professeurs de Strasbourg qu'on voulait faire venir, du prix de certaines denrées.

Récriminations contre certains domestiques, contre un employé de la gare qui couche avec toutes les filles, contre les Prussiennes qui l'ont rendue folle, contre les infirmières de Lorquin.

Quelques idées érotiques au sujet d'un employé de la gare et à propos de masturbation.

A vu la Ste. Vierge en blanc au sommet de sa chambre, avait des visions à l'église, quelqu'un de défiguré. A vu passer un curé avec une femme portant un petit enfant devant son lit la nuit, et allumé l'électricité aussitôt après. A 7 ans, a vu son grand-père mort lui apparaître et faire un geste. A vu longtemps des nez à la suite d'une visite à l'hôpital, qui l'avait impressionnée par le spectacle de nez mutilés. A senti des attouchements, après avoir vu les mains des médecins de Lorquin, a senti qu'on lui passait des anneaux aux mains, après avoir vu leurs bagues. Entendait des voix lui disant différentes choses et la traitant de putain.

Humeur gaie, veut rentrer chez elle pour reprendre son commerce d'épicerie.

CERTIFICAT D'ENTRÉE: Excitation intellectuelle avec fuite des idées, troubles psycho-sensoriels, récriminations sur fond de déséquilibre mental constitutionnel. A maintenir.

Un grand-oncle maternel et un cousin germain morts aliénés. Visions à l'âge de 7 ans.

12. 12. 21. Une parente donne les renseignements suivants:

La malade aurait toujours été très nerveuse et „méchante". Ne s'entendait pas très bien avec le frère et les deux sœurs, avec lesquels elle exploitait l'épicerie.

A l'esprit dérangé depuis deux ans, à la suite de démêlés et de procès avec H. Restait des journées immobile, ne faisant rien. La nuit elle criait, voyait sa mère et d'autres morts. A Lorquin depuis le 30 avril 1920, très agitée.

Père très nerveux. Plusieurs cousins aliénés.

CERTIFICAT DE QUINZAINE: 15. 12. 21. Démence précoce avec agitation intellectuelle et motrice incohérente. Même état qu'à l'entrée. A maintenir.

28. 3. 22. Passée au pensionnat. Depuis quelques semaines. amaigrissement progressif. Depuis quelques jours, sédation de l'agitation. Toujours incohérente et désorientée, mais docile, restant au lit.

6. 4. 22. Poids 90 l.

6. 5. 22. Cachexie rapide. Visage très pâle et amaigri. Fièvre à type intermittent. Matité au niveau des deux sommets, particulièrement à gauche, descendant plus bas que l'épine de l'omoplate. A l'auscultation, affaiblissement du bruit respiratoire; quelques râles humides. Crachats: Bacille de Koch + +.

3. 6. 22. Depuis des semaines calme, restant au lit dans sa chambre sans rien faire et sans lire, parce que trop fatiguée dit-elle, causant sensément et très poliment, si on lui adresse la parole, appelant les sœurs pour éloigner les malades, dont elle a peur qu'elles viennent déranger les menus ornements de sa chambre, et qu'elle ne peut pas renvoyer elle-même. Raconte avoir été à Lorquin pour avoir été malade, ayant été prise de peur, une nuit, et de visions comme de quelque chose qui sortait du lit et qui l'effraya, et de visions d'une forme indistincte de la Ste. Vierge. Son frère lui paraissait comme un lambeau sortant de terre. Elle est à Stephansfeld; depuis 6 semaines environ dans cette chambre; avant était à Lorquin, où elle ne sait combien de temps elle séjourna. Aujourd'hui c'est samedi, le 3 juin 1922. Elle aura 35 ans le 4 juillet, étant née en 1887. Veut rentrer chez elle, parce qu'il y a trop longtemps qu'elle est partie; car sûrement on l'y attend. Elle s'occupera un peu à ce qu'on lui fera faire. Elle n'est pas mal ici, mais ce n'est pas à la maison. Elle voudrait voir son frère, sa sœur, revivré les fêtes dans la famille.

5. 6. 22. Ecrit à sa famille une lettre très sensée, disant que ce doit être la foire, que l'on a dû faire une fête de famille, et qu'elle y pense, qu'elle espère qu'ils ont du personnel pour les seconder, qu'elle a hâte de retourner au milieu d'eux, que, malgré son rhume et sa fièvre, elle sera vite à Sarrebourg avec le train, et qu'elle est très bien gardée ici par la sœur du service.

7. 9. 22. Toujours lucide. Progrès lents de la cachexie tuberculeuse.

8. 10. 22. Fièvre continue autour de 39°.

12. 11. 22. Décédée aujourd'hui.

CAUSE DU DÉCÈS: Tuberculose pulmonaire.

Cerveau: Léger épaississement et oedème sous-pie-mérien au niveau des circonvolutions pariétales et rolandiques des deux côtés.

Cœur: Petit, avec muscles de couleur pâle. L'aorte et l'artère pulmonaire laissent à peine passer le petit doigt. 196 gr.

Poumon G.: Forte adhèrence de tout le lobe supérieur à la paroi. Ce lobe ne forme qu'une vaste caverne anfractueuse et remplie de pus très liquide. Lobe inférieur farci de tubercules confluents et caséifiés. 700 gr.

Poumon D.: Sommet adhérent. A la pointe, caverne de la grandeur d'une prune. Paroi lisse avec quelques tubercules. Lobe inférieur sans lésions tuberculeuses, mais avec légère hypérémie et oedème très prononcé. Surface externe du poumon pâle. 500 gr.

Rate: s. p. 125 gr.

Foie: Un peu de dégénérescence graisseuse. 1525 gr.

Reins: Forme allongée, mous. A la coupe, aspect normal. 140 et 145 gr.

2.) G. P. MARIE, née à Bischwiller en 1897, admise le 14 mars 1921 pour „Mobilité d'humeur, négativisme, maniérisme, mutisme incomplet, vraisemblablement symptomatiques de démence précoce."

Nous reproduisons de son observation les passages suivants:

30. 8. 1921. Toujours silencieuse, négativiste, oisive, indifférente, nourrie à la cuiller, avec accès de colère ou de pleurs sans cause. A engraissé.

26. 10. 21. Frèquemment gâteuse.

5. 4. 22. Toujours couchée. Habituellement calme depuis des mois, sans avoir souci de rien ni de personne. Parfois debout, s'assied oisive et silencieuse sur une fenêtre.

19. 4. 22. Hyperthermie constante. Toux, très amaigrie, matité au niveau des 2 sommets.

30. 4. 22. Décédée le matin.

A l'autopsie, on trouve quelques grosses cavernes dans le lobe supérieur du poumon gauche, qui ont été probablement le point de départ d'une tuberculose caséeuse généralisée des poumons et du péritoine.

Cette malade, dans les derniers jours de sa vie, a montré un retour complet à la lucidité. Elle était très accessible et consciente de sa maladie infectieuse et de l'issue fatale à laquelle elle était vouée. Elle demandait continuellement et d'une façon tout à fait sensée le secours des médecins et sollicitait, en implorant ceux-ci, le désir de terminer ses jours au milieu de ses parents.

3.) Scha. W. CATHÉRINE, née le 30. 1. 1858 à Lemberg. Entrée le 7. 2. 23.

9. 2. 23. Vieille femme, aux traits détendus, à l'allure déprimée et triste, immobile et répondant avec lenteur. Elle est à l'asile de Stephansfeld depuis 2 jours, venant, après un séjour de 4 mois, de la clinique nerveuse, où elle entra en automne. Elle a 65 ans, étant née en 1858 dans le Palatinat. Elle habite l'Alsace depuis 1880, y étant venue comme domestique; elle s'y est mariée en 1886 avec en scieur de la Robertsau. Elle a 2 enfants, une fille mariée en Allemagne, et un fils, né en 1878, avant qu'elle se mariât. Avant la guerre, elle éleva des nourrissons. Depuis la guerre, qui, comme elle le sait, commença en 1914, pour finir en 1918, elle faisait son ménage. Au début de la guerre, elle était allée à l'hôpital pour dysenterie, une autre fois, elle alla à la clinique nerveuse pendant 2 mois environ. Elle ignore à quel moment exactement, mais croit que la guerre était déjà terminée. Elle n'a pas été dangereusement malade, mais elle entendait des tourbillons et des bruissements dans les oreilles; jamais de vertiges. Elle n'entendait pas exactement des voix, mais elle avait des pensées tristes, le cœur lourd et de la peur. C'est pour cela que son mari l'a conduite à la clinique. Elle se fait des reproches, bien qu'elle ait été toujours bonne épouse, bonne mère, bonne ménagère et éleveuse d'enfants. Mais elle aurait dû faire mieux. C'est trop tard, elle aurait dû demander plutôt à rentrer chez elle; ils n'ont pas assez d'argent à la caisse des retraites.

Peu d'hypertension artérielle. Rien au cœur.

DIAGNOSTIC : Dépression mélancolique sénile avec inhibition, hypothymie et idées de découragement et de ruine.

Traitée une première fois en 1920 à la clinique.

Urines sans albumine.

9. 3. 23. Hier et aujoud'hui, hématémèses répétées très abondantes. Très anémique, dyspnéïque, pouls petit et très accéléré, état comateux avec parfois intermittences de lucidité pendant toute la journée.

Injection de sérum physiologique : 1500 gr. ; huile camphrée.

12. 3. 23. Renseignements fournis par le mari et la fille de la malade : Souffre depuis longtemps du cœur. Aurait eu en 1915 ou 1916 la dysentérie avec selles hémorrhagiques. Parfois aussi hémoptysies. Aurait eu aussi des douleurs d'estomac après les repas.

15. 3. 23. Pas de nouvelle hémorrhagie. Etat général amélioré. S'alimente suffisamment avec du lait et des bouillies.

19. 3. 23. Améliorée. Mange un peu, n'a plus de fièvre.

8. 4. 24. Amélioration physique considérable. S'alimente normalement. Commence à se lever et à engraisser. Consciente des troubles passés. Explique qu'elle avait peur, était triste, avait une maladie des nerfs. Mémoire bonne, mais difficulté de localisation de certains souvenirs, notamment celui de son premier séjour à la clinique psychiâtrique, placé tantôt après, tantôt pendant la guerre.

Finalement, elle le met en 1916 et dit qu'il y a 7 ans.

11. 4. 23. La malade raconte que jusqu'au début de ses hématémèses, elle était fréquemment tourmentée par des accés d'anxiété et d'inquiétude, par des idées de ruine et de culpabilité; mais ces troubles n'étaient plus aussi prononcés qu'au début de son séjour à la clinique. Après ses hémorragies, elle se trouvait dans un état de faiblesse très prononcée. Elle a des difficultés de se rappeler les détails de cette époque. Mais après s'être rétablie de sa prostration, au bout d'une huitaine de jours, elle n'a plus été sujette à des états d'inquiétude psychique et de tristesse. Elle se rend compte qu'il y a eu une grande amélioration de son état mental en comparaison de la période qui a précédé les troubles gastriques.

19. 6. 23. Transférée au Quartier des Convalescentes. Toujours calme et sensée.

11. 7. 23. Son mari s'est suicidé pour idées de ruine, en se jetant par la fenêtre.

25. 8. 23. Tout à fait normale et orientée depuis des mois. Amélioration physique parallèle, mais cependant encore un peu chancelante.

CERTIFICAT : Entrée pour dépression mélancolique, ne présente plus aucune idée délirante et peut être rendue à sa famille, qui la réclame. A libérer.

10. 9. 23. Sort guérie.

4.) PF. née R. BARBE, née le 11. 5. 1872. Admise le 9. 12. 1915.

Vient de la clinique psychiâtrique de Strasbourg, où elle avait été internée une première fois dix ans auparavant. A toujours aimé les boissons alcooliques fortes. En juin 1915, début d'une excitation prononcée, se traduisant par des idées de jalousie, des propos incohérents, des menaces et des insultes contre l'entourage. Prétendait avoir été attaquée par des hommes inconnus. Admise à la clinique le 22. 8. 1915. Là, elle présentait au début les symptômes suivants: Confusion et agitation très forte, surtout verbale. Plus tard, elle se calma progressivement; l'affectivité devint légèrement dépressive. Sortie améliorée, elle revint à la clinique le 23. 11. 1915, après avoir fait des excès alcooliques. D'après les renseignements, elle n'aurait plus travaillé, ne se serait intéressée à rien, restant toujours nettement déprimée. Légèrement inhibée. Dégoutée de vivre.

DIAGNOSTIC DE LA CLINIQUE: Psychose maniaque-dépressive et alcoolisme. A l'entrée à l'asile, la malade est silencieuse, nettement inhibée; elle répond d'une façon hésitante et à voix basse.

10. 12. 1915. Affectivité dépressive; répond lentement; est orientée quant au lieu, mal orientée quant au temps. La malade sait que son mari est mobilisé, mais ne sait pas où il est. Elle ne peut indiquer la durée de son séjour à la clinique psychiâtrique et les raisons qui ont provoqué l'internement. Elle n'a plus de goût à la vie. Rien ne lui fait plus de plaisir depuis un certain temps.

L'examen somatique ne révèle rien de particulier.

La malade ne montre aucun changement appréciable dans son état jusqu'au début de décembre 1918. En juillet 1918, elle refuse elle-même une demande de son fils de la reprendre à la maison, en disant qu'elle sera incapable de vivre dehors.

En décembre 1918, la dépression fait place à des accès d'agitation, surtout verbale et plus prononcée le soir. La malade proteste contre les autres malades du pavillon, les infirmières, les religieuses, les médecins. On la met au pavillon des agitées. Parfois, elle se montre anxieuse et se plaint de douleurs précordiales.

12. 2. 19. Depuis quelques jours, la malade est calme, souriante, contente de se sentir mieux. Elle se lève et s'occupe.

22. 9. 19. Malade plus calme depuis quelques jours, demande à travailler aux champs, l'obtient.

Visite du mari, qui voudrait la reprendre.

23. 9. 19. Sait qu'elle est à Stephansfeld depuis 5 ans, après avoir passé à la clinique psychiâtrique. On l'y amena parce qu'elle a voulu se tuer, dégoûtée de la conduite de son mari.

Idées de persécution à forme jalouse: Son mari, qui avait été d'abord son amant, est méchant avec elle depuis plusieurs années. Il la bat, s'enivre, et surtout la trompe avec un tas de femmes.

Idées de persécution à l'égard d'inconnus qui lui volaient ses paniers de provisions au marché.

Fausses reconnaissances: Plusieurs malades sont les maîtresses de son mari. Elle a reconnu une tresse de cheveux lui appartenant, dans la chevelure d'une nommée Ida. Elle reconnaît une autre malade pour la cousine de son mari, qui se fait appeler ici du faux nom M. U. Avant, elle entendait des voix qui lui disaient de ne pas coucher avec son mari.

Elle a vu sous un lit un cercueil, qui lui a fait peur.

Excitation intellectuelle et euphorie. Parle avec animation en roulant les yeux; physionomie euphorique.

Affectivité diminuée purement verbale. A réclamé sa sortie au mari, maintenant au médecin.

Interprétations niaises. Son mari a dû lui faire boire un philtre pour se l'attacher, car elle était digne d'hommes plus distingués, comme des employés de chemin de fer.

Imprécision de l'orientation et des souvenirs, de l'âge de ses enfants, de l'année, du mois.

13. 12. 19. Habituellement hypomaniaque ou maniaque. Depuis 8 jours déprimée, restant couchée, silencieuse, répondant brièvement si on l'interroge.

4. 12. 1920. Depuis des mois, conduite et travail normaux, apparemment de même humeur qu'aujourd'hui. Orientée dans le temps. Sait que la guerre a duré 4 ans, a été perdue par les Allemands, mais avoue ne pas s'y intéresser davantage. Visitée lundi pour la première fois depuis 4 mois; son mari la réclame. La malade déclare vouloir rester, se sent changée, n'être plus vivante, ne voudrait plus être vue ainsi par les gens du dehors. N'a du goût à rien, ne pourrait pas faire le ménage. Ignore si tous ses enfants vivent ou non, cela lui est égal.

26. 2. 21. Atteinte au commencement de janvier d'une pneumonie de la base droite. Défervescence par lysis au bout d'une dizaine de jours. Puis reprise d'une fièvre à type irrégulier, tantôt rémittent, tantôt intermittent et allant jusqu'à 39°. Pouls très accéléré, irrégulier et inégal, respiration accélérée aussi, parfois douloureuse à droite. Expectoration abondante.

Depuis 3 à 4 jours, la température, lentement descendante, est revenue à la normale. Le pouls est à peu près régulier, bien frappé, mais accéléré (120 environ). Respiration 20 à la minute. Le sommet gauche et le côté droit, vers la moitié de sa hauteur, rendent à la percussion un son plus mat. Respiration renforcée avec râles secs sur toute l'étendue des deux poumons. Ces bruits empêchent l'auscultation du cœur. La malade continue à être très fatiguée et faible. Appétit passable.

10. 5. 21. Physiquement tout à fait rétablie. Pouls parfois encore accéleré. Aspect florissant, a beaucoup repris de poids. Très orientée et mnésique, très pondérée d'allures, aidant au ménage. Explique avoir été, il y a 13 ou 14 ans, pendant un an à la clinique, à l'occasion d'une grossesse. Elle ne sait pas exactement la date de son entrée (août 1915) à la clinique. Sait qu'elle arriva ici la deuxième année de la guerre. A 6 enfants, un fils divorcé et remarié, une fille de 18 ans et 4 enfants à l'école. Avoue avoir eu quelques diffiultés avec son mari, qu'on accusait d'avoir des maîtresses, mais reconnaît avoir été malade et agitée. Ne se rapelle plus tout ce qu'elle a fait et dit lorsqu'elle courait au dehors et qu'on l'amena à la clinique, ni lorsqu'elle divaguait à l'asile. Ne croit plus que les malades d'ici étaient les maîtresses du mari. Aimerait bien rentrer chez elle, mais a honte de ce que les voisins penseront de son internement.

23. 5. 21. Mise en congé d'essai.

30. 6. 21. Lettre du mari: En réponse à votre lettre du 21 courant, j'ai l'honneur de vous informer que l'état de ma femme continue à être bon et que, faute de rechute, je n'hésite pas à la garder à la maison dans l'avenir.

4. 7. 21. Entrée pour agitation maniaque et mise en congé d'essai le 23 mai, doit être considérée comme suffisamment améliorée pour qu'il y ait lieu de prendre à son égard un arrêté de sortie.

21. 7. 21. Arrêté de sortie.

Or, le 18 juillet, le mari avait écrit de nouveau une lettre pour demander si sa femme, dont l'état se serait aggravé brusquement beaucoup au cours des derniers jours, pourrait être reprise par l'asile.

Elle fut, cependant, amenée à la clinique psychiâtrique seulement le 21 novembre 1921, après avoir commis plusieurs tentatives de suicide et des violences nombreuses contre ses filles, au cours d'un état d'agitation extrême.

9. 12. 21. 2° internement à l'asile.

Malade entrant de façon un peu théâtrale, souriant au médecin qu'elle reconnaît, prenant son temps pour s'asseoir avec des gestes plus grands que rapides et explique sur un ton désinvoltement désabusé : elle arrive de la clinique, où elle a passé 15 jours, parce que son adultère de mari l'y avait conduite. Elle ne veut plus vivre avec lui, elle a trouvé des portraits de maîtresses de Hollande, il court les femmes, elle ne portera plus son anneau, alors que lui met le sien dans sa poche. Elle ne demandera pas le divorce, il sera forcé de s'installer chez une putain. Les médecins hésitaient à la laisser sortir, ils auraient mieux fait de la garder. Très orientée et mnésique.

Se plaint d'avoir été laissée trop longtemps dans l'eau à la clinique.

DIAGNOSTIC : Récidive d'excitation maniaque et de délire de jalousie. Troisième internement.

Pas d'albumine dans les urines.

2. 5. 22. Parfois un peu irritable. Rarement déprimée Travaille un peu au quartier.

17. 5. 22. Très agitée depuis ce matin. Passée au Pavillon des agitées.

30. 5. 22. Isolée depuis 2 jours à cause de son agitation. Fut prise hier d'une abondante hémoptysie rouge. Nombreux râles à la partie supérieure du poumon gauche. A la percussion, submatité des 2 sommets, plus prononcée au sommet gauche. Exagération des vibrations vocales dans la région en-dessous de l'omoplate. La malade prétend avoir des douleurs dans la région des sommets depuis quelques jours ainsi que des points de côté, elle tousse depuis quelque temps. Son état général est mauvais. Pouls petit. Pas de fièvre.

31. 5. 22. La malade crache encore du sang.

EXAMEN DES CRACHATS : pas des bacilles de Koch.

Passée au pavillon des maladies infectieuses.

La malade, qui se sent assez faible, est parfaitement calme, orientée et consciente de ses troubles physiques et de son exitation psychique passée.

Dans son nouveau quartier, elle se montre tranquille et docile pendant une huitaine de jours; peu à peu, avec la cessation des hémoptysies, sa faiblesse physique diminue. Cependant, au bout de 8 jours, elle se réagite, circule partout dans les salles, est très euphorique, agace par ses propos le personnel et les autres malades.

10. 6. 22. Repassée au pavillon des agitées. Par la suite, elle doit être isolée pendant plusieurs semaines en cellule, à cause de son agitation très marquée.

19. 7. 22. Plus calme. Crachats sanglants de temps en temps, pas de fièvre. Rentre au quartier des maladies infectieuses.

5. 10. 22. Depuis plusieurs semaines, conduite tout à fait normale; calme, docile; travaille. Ne tousse plus. Pouls quelquefois accéléré.

6. 3. 23. Travaille régulièrement à la couture. Plutôt déprimée, se contentant de répondre quand on l'interroge.

Depuis et encore actuellement, la malade persiste dans un état nettement dépressif, parlant lentement et à voix basse, s'occupant à tricoter pendant la journée, cherchant peu la société des autres malades.

5.) SCHO. LINA, née le 4 juin 1904, admise à l'asile le 23 juillet 1923, après un séjour de 17 jours à la clinique psychiâtrique.

NOTE DE LA CLINIQUE : La malade se croyait depuis quelque temps hypnotisée et observée. Elle parlait de voix et de transmission des pensées par l'hypnotisme. Affectivité indifférente; maniérisme, parfois excitée, idées délirantes multiples.

OBSERVATION DE L'ASILE :

24. 7. 23. Jeune fille d'une vingtaine d'années, à l'air assez vif, répondant correctement, puis, par instants, gardant un silence farouche, dont elle sort en disant qu'elle a été intimidée, interrompant parfois la dictée pour demander la signification d'un mot français qu'on vient de prononcer et qui lui échappe. Parfaitement orientée et mnésique. Fille d'un employé de chemin de fer alsacien, naquit en Wurtemberg, pays de sa mère, suivit ses parents à Mulhouse, Vallérysthal, Thionville et Strasbourg. En classe jusqu'à 14 ans, à l'école de commerce jusqu'à 15 ans. Se plaça comme sténodactylo dans deux bureaux privés, où elle resta à peu près 2 ans, puis à la poste, où elle resta deux ans. En sortit parce qu'elle devenait nerveuse, se plaça comme femme de chambre rue Fridolin pendant 2 mois ½ à Frs. 80,—. On la transporta alors à la clinique au début de juillet d'où elle est arrivée hier dans cet asile d'aliénés de Benfeld (rectifie Stephansfeld), sait les dates de la guerre, le jour et la date actuelle. Elle n'est pas folle, dit-elle en pleurant, mais elle a eu la tête perdue, elle ne savait plus ce qu'elle faisait, avait des idées grandioses, humanitaires, voyait des choses qui lui faisaient peur, ne sait pas si elle entendait des voix, mais était complètement perdue. Pleure en disant cela, et par des réponses saccadées, brèves, cherche à éluder les questions. Explique d'une façon détachée, nullement affective, qu'elle aimait un jeune homme à la poste, employé de bureau, qu'elle voulait épouser, mais qu'elle ne semble pas avoir particulièrement fréquenté, qu'elle n'a pas revu depuis qu'elle a quitté la poste. Dit s'être imaginée toutes sortes de choses, notamment qu'on l'hypnotisait, ce qui n'est sûrement pas vrai. Pleure en parlant de sa famille qu'elle aime, et de sa maladie.

Nie toute hérédité.

Etat psychopathique polymorphe, sans troubles de la mémoire et avec conscience de l'état pathologique, mais avec apparences fugitives de discordance, peut-être symptomatique de démence précoce.

Réglée régulièrement tous les mois 4 ou 5 jours.

Urines: alb: 0.

30. 7. 23. Une tante paternelle: La mère de la malade est hallucinée. Chez Mme. A., la malade restait parfois immobile à la cuisine, regardant fixement dans un coin, sortait sans prévenir sa patronne et ne pouvait dire à son retour où elle avait été. Expliqua à sa tante qu'elle entendait des voix et que le jeune homme de la poste qu'elle avait aimé, l'avait hypnotisée et rendue somnambule. Toujours un peu nerveuse.

3. 8. 23. Essaye de sè couper les vaisseaux du poignet en cassant un carreau, puis de se briser la tête contre le fourneau. Aspect déprimé. Ne répond pas aux questions. Se borne à répéter plusieurs fois qu'elle est une cochonne.

4. 8. 23. Se laisse avec difficulté arracher l'aveu qu'elle entend des voix inconnues qui lui disent qu'elle est insolente et qu'elle sera guillotinée. Ces voix, elle les entendait déjà avant d'être allée à la clinique. Demande à envoyer un télégramme à son père, qui est venu la voir hier, mais ne sait pas à quelle fin.

10. 8. 23. A cassé un carreau pour se couper le poignet.

1. 9. 23. Atteinte d'une angine aigue avec tuméfaction très forte et congestion de toute la muqueuse du voile du palais et du pharynx. Engorgement très prononcé des amygdales palatines, abcès à gauche; fièvre à 39°, traces d'albumine dans les urines; céphalée.

8. 9. 23. Abcès de l'amygdale droite. Fièvre persistante.

10. 9. 23. Renseignements donnés par le père et la tante paternelle: La malade leur avait dit qu'on avait fait des cochonneries à la poste avec elle, en la couchant sur le plancher, et qu'il fallait vider cette affaire de cochonnerie avec un jeune homme. La tante craignant quelque chose de sexuel, l'interrogea, lui demandant si elle était enceinte, si elle avait eu des relations charnelles. Mais l'autre répondit avec les dénégations de l'innocence. Le père avait chez lui un livre sur l'hypnotisme.

Chez sa patronne, restait couchée, et quand la patronne allait la chercher, répondait que c'était un jour de repos. Mais se levait aussitôt, descendant à l'ouvrage, s'excusant d'avoir crû être encore à la poste. Parfois dans la cuisine se prenait aux cheveux et éclatait en pleurs en criant: Je ne l'oublierai jamais. Se remettait à la besogne quand on la consolait. Partait, restait 2 heures dehors, rentrait et était incapable de dire d'où elle arrivait.

14. 9. 23. Vient de faire une forte angine, qui a duré 8 jours. Ecrit une lettre à un oncle photographe, pleine d'affection, demandant s'il a pris beaucoup de poses pendant la „Kermesse", disant qu'elle n'aura pas beaucoup perdu à ne pas y être, puisqu'il paraît qu'il n'y avait pas eu de défilé. Dit un mot aimable pour chaque membre de la famille. Ecrit une autre lettre à une petite sœur, lui parlant de ses jouets, lui promettant à son retour de raccommoder ses tabliers d'école, lui demandant si elle pleure comme elle même le faisait à son âge pendant les leçons d'écriture, lui recommandant la sagesse et l'obéïssance pour faire plaisir à son ange gardien. Ajoute un mot à un autre frère pour le prier d'aller porter à l'oncle, qui doit venir la voir lundi, un manteau en gabardine bleue.

4. 10. 23. Très orientée, explique que sa maladie a débuté environ 3 mois avant qu'elle ait quitté la poste, c'est-à-dire vers janvier ou février 1928. Elle avait beaucoup de travail, était énervée par le bruit du bureau, par la machine à compter èlectrique et par la crainte que ses bilans ne fussent pas exacts. Elle devint très nerveuse et excitée, avait des rêves agités, si bien que la situation lui devint intenable et qu'elle quitta la poste, où elle était restée 2 ans. Elle y avait remarqué un jeune homme, qui la remarquait également, mais ils ne s'étaient jamais fait d'aveux, ni ne s'étaient vus en dehors des heures de bureau. Environ 6 mois avant de quitter la poste, elle avait lu un livre sur la suggestion et l'hypnotisme, qui l'avait beaucoup intéressée. Elle avait remarqué qu'un employé de son bureau la fixait parfois pendant plusieurs minutes et en avait conçu de l'inquiétude, pensant qu'il connaissait ses pensées ou qu'il voulait la suggestionner. Ce fait contribua à sa résolution de quitter la poste.

Elle se présenta chez un Monsieur A. le 29 avril, un samedi: En en revenant, elle ressentit un état extraordinnaire, comme si quelque chose, un fluide, lui parcourait tout le corps, et comme si elle était dans un état de demi-rêve. Le lundi suivant, elle entra en service, tout alla bien le premier mois. Vers le début de juin, elle commença à entendre des voix qui lui parlaient de toutes sortes de choses. Une fois, elles l'interrogeaient sur tout son passé. Avec cela, elle rêvait beaucoup, mais sur des choses terrifiantes. Un dimanche, fin de juin, elle voulut aller à la clinique psychiâtrique, à cause de ses voix; la clinique, étant fermée, elle rentra chez ses parents, d'où, après quelques jours, elle fut transférée à la clinique. A ce moment l'idée lui était venue que le jeune homme de la poste, qui l'aimait, était l'auteur de tous ses tourments par les voix.

Quand elle a voulu s'ouvrir les veines ici, c'est parce que ses voix lui reprochaient des actes sexuels, qu'elle n'avait jamais commis d'ailleurs.

Quand elle était atteinte d'angine, les voix ont brusquement cessé dès le début de la fièvre. En réalité, elles n'avaient plus été aussi nombreuses les derniers jours auparavant. En même temps que les voix ne se manifestaient plus, elle en a reconnu le caractère pathologique et elle a rejeté les idées délirantes, qu'elle croit avoir basées sur ses hallucinations. La malade est frappée par la terminaison brusque de ses troubles au cours de son angine et d'elle-même parle de ce fait. Elle demande comment elle doit faire pour en empêcher une récidive. Elle ne veut plus s'occuper d'hypnose ni d'autres phénomènes de ce genre; car c'est cela qui a été la cause de ses troubles.

On constate chez la malade, qui cause très intelligemment, une certaine tendance aux interprétations. Souvent, à l'occasion de remarques tout à fait indifférentes du médecin, elle l'interrompt tout d'un coup pour demander: „Dans quel sens avez-vous employé cette expression" ou „qu'est-ce que vous avez voulu dire avec telle ou telle phrase?"

15. 10. 20. Mise en congé d'essai.

6.) G. MICHEL, né le 3. 1. 1865, fut admis la première fois à l'asile pour excitation maniaque le 8. 4. 1899; sortit guéri le 5. 6. 1899; 2e fois pour excitation maniaque le 27. 5. 1905 (avait été normal dans l'intervalle). Sortit guéri le 7. 8. 1905, la 3e fois le 15. 5. 1911 (après avoir été de nouveau normal dans l'intervalle). Sortit guéri le 10. 7. 1911.

DIAGNOSTIC : Psychose maniaque-dépressive.

Le malade revient une 4e fois à l'asile, le 8. 6. 1922.

Voilà le résumé de son observation clinique que nous devons à l'obligeance de Mr. le docteur FRANKHAUSER, médecin-directeur et de Mr. le docteur EISSEN, médecin-chef du service des hommes.

8. 6 22. Homme de constitution moyenne. Physionomie tendue, anxieuse, regard vague, grande agitation motrice. Parle d'une façon excitée et donne des réponses en partie confuses. Cependant, il est orienté sur sa date de naissance. En raison de son agitation il est impossible d'obtenir un renseignement sur son passé ou sur son état actuel; il se débat continuellement, fait des mouvements désordonnés et cherche à se lever.

CERTIFICAT DU MÉDECIN: Aliénation mentale et mélancolie.

Les organes internes sans particularité. Artériosclérose assez prononcée.

RÉFLEXES: pupillaires: amoindris (pupilles très étroites)
conjonctival et cornéal: normaux,
cutanés du ventre: normaux,
scrotal: normal,
patellaires: abolis.

La sensibilité paraît être normale. Le malade montre continuellement une grande agitation motrice. Il se démène dans son lit et cherche à quitter la salle. Les réponses sont en partie confuses. Fuites d'idées par assonnances de paroles.

9. 7. 22. Subagitation nocturne. Gros abcès chaud de la région scapulaire droite. Incisé.

18. 7. 22. Plus calme.

25. 7. 22. Abcès à l'épaule droite. Incision.

1. 8. 22. Abcès en voie de guérison.

10. 8. 22. Le malade montre un peu d'intérêt, plus libre, calme.

22. 8. 22. Etat très amélioré. Bonne cicatrisation de l'abcès.

4. 9. 22. Calme depuis la dernière note. Sort amélioré.

2e CHAPITRE.

Résumé et analyse des observations.

Pour résumer nos observations, il s'agit dans le premier cas d'une démente précoce, qui, après avoir été continuellement très délirante, incohérente et agitée, retrouve la raison complète en même temps qu'elle est sujette à une tuberculose pulmonaire très grave, à laquelle elle finit par succomber. La sédation de son agitation succède avec un intervalle de quelques jours seulement au début de la période fébrile et persiste jusqu'à la mort de la malade.

Dans le 2e cas, il s'agit encore d'une démente précoce, mutiste et négativiste. Elle est atteinte également d'une tuberculose généralisée, pulmonaire et abdominale, rapidement mortelle. Les derniers jours de la vie sont marqués chez cette malade par une cessation complète du mutisme et du négativisme et un retour complet à la raison.

Le 3e cas est celui d'une mélancolique avec quelques signes de sénilité, sujette à des états anxieux fréquents. Cette malade fait quelques hématémèses très abondantes, précédées de douleurs épigastriques vives et tombe dans une faiblesse extrême avec dyspnée très prononcée (pouls très petit et irrégulier, état comateux). Avec le retour de ses forces, on constate la disparition complète des troubles psychiques, qui sont ainsi nettement coupés par les hématémèses.

La 4e malade est atteinte de psychose-maniaque-dépressive compliquée d'alcoolisme; chez elle les états maniaques et mélancoliques se succèdent à des intervalles insensibles. On ne constate chez elle depuis 1915 jusqu'à 1921 aucun retour complet à la santé. Or, au cours d'une période d'excitation maniaque, elle est atteinte, en janvier 1921, d'une pneumonie à droite qui guérit en février. A la suite de cette période fébrile, la malade se montre parfaitement normale, consciente de ses troubles psychiques passés qu'elle ne ressent plus. Elle sort guérie, mais elle revient au bout de quelques mois, étant tombée de nouveau dans un état de dépression profonde.

Lors d'une nouvelle phase maniaque en mai 1922, la malade est isolée en cellule. Quelques jours après l'éclosion de la manie, la malade fait quelques hémoptysies successives, accompagnées de douleurs dans la poitrine et de dyspnée légère. Immédiatement, l'agitation maniaque cesse. La malade reste pendant une huitaine de jours tout à fait calme et normale, pour retomber dans son état maniaque, qui évoluera dès lors normalement, après la disparition des troubles physiques.

Chez la 5e malade, il s'agit d'un état polymorphe avec des phénomènes schizophréniques, peut-être d'une démence précoce, dont les troubles cessent brusquement au cours d'une angine aigue avec abcès amygdalien, fièvre et albuminurie légère.

Le 6e cas est celui d'un maniaque, interné quatre fois à l'asile. Ses accès duraient toujours 3 à 4 mois environ. Lors de son dernier séjour à l'asile, il est atteint de deux gros abcès de la région scapulaire droite. Avec leur guérison, le malade redevient progressivement normal, au 4e mois de son internement.

Voilà, par conséquent, 6 cas sensiblement différents, où on constate le retour à la raison chez des aliénés, au cours de maladies physiques intercurrentes.

Deux fois (1 et 2), ce sont des démentes précoces — le diagnostic est absolument indiscutable — dont l'une subit une rémission complète pendant presque toute la période fébrile de sa tuberculose, l'autre une régression de tous les symptômes mentaux à l'approche de l'agonie. Dans le 5e cas, ce diagnostic est incertain bien que probable. La malade est guérie au bout d'une angine aigue grave. Les autres cas (3, 4, 6) rentrent dans le cadre de la manie et de la mélancolie. Dans l'un (3) l'accident physique supprime brusquement et d'une façon immédiate les troubles mentaux. La malade est à considérer comme psychiquement guérie, en même temps qu'elle a récupéré ses forces physiques. Dans le 4e cas, les maladies physiques coupent nettement les états maniaques, mais la régression n'est que passagère; elle ne dépasse la 1e fois que de quelques mois la guérison physique, et ne la dépasse pas la 2e fois. Le 6e cas ressemble au troisième; le malade redevient normal en même temps que les abcès guérissent. Mais, à propos de ce dernier malade, tout de suite une première objection s'impose. Le malade a été interné 4 fois pour des états semblables; chaque fois la durée de leur évolution était sensiblement égale, on peut admettre que la 4e fois, il aurait guéri en même temps, à défaut de toute suppuration. Que celle-ci ait hâté en quelque sens la guérison psychique, c'est au moins très discutable. Par contre il est plus probable, quil ne s'agit là que d'une simple coïncidence.

Or, la même hypothèse ne serait-elle pas applicable à tous les autres cas? Les deux démentes précoces étaient susceptibles de faire des rémissions spontanées et la malade SCHo, si elle était une démente précoce, de même. Cependant, la coïncidence temporaire absolue de la régression des troubles mentaux avec l'éclosion de troubles somatiques généraux graves et de poussées fébriles intenses milite beaucoup en faveur d'une relation intime entre les deux éléments, psychique et somatique, de même que chez notre mélancolique, la disparition brusque de la dépression à la suite des hématémèses rend très probable le retentissement de l'affection physique sur la maladie psychique.

Nous avons, du reste, observé à l'asile de Sarreguemines un malade atteint de stupeur catatonique avec mutisme complet, stéréotypies nombreuses et flexibilité cireuse des membres, qui fut atteint brusquement d'une péritonite aigue généralisée et mortelle, probablement d'origine appendiculaire. Dès le 2e jour après l'apparition de la fièvre, tous les signes de la catatonie avaient disparu. Le malade restait orienté, sensé et accessible pendant une huitaine de jours, jusqu'à ce qu'il tomba dans le coma pour mourir deux jours après.

Chez Pf. (4) en particulier l'influence des troubles physiques sur les désordres mentaux est certaine. Voilà une malade qui pendant 8 ans de maladie ne redevient complètement normale que 2 fois au cours d'affections pulmonaires intercurrentes. Il est difficile d'admettre que le hasard aurait créé deux fois la même coïncidence dans des conditions tout à fait semblables. Si dans le 6e cas, la simple coïncidence est certaine à notre avis, il n'en est pas question, du moins dans le 4e cas, et dans les autres elle n'est pas probable. Il nous a semblé utile de discuter cet argument qui a été invoqué par des auteurs sceptiques au sujet du phénomène à l'étude, argument que nous croyons du reste justifié dans beaucoup de cas. Notre 6e observation en est un exemple.

Pour ce qui est des affections somatiques, dans les 5 cas où l'effet curatif est admis, 2 fois ce sont des accidents hémorragiques, 4 fois des maladies infectieuses avec troubles généraux graves et réaction fébrile intense, et avec suppuration des 2 amygdales palatines dans un cas. Chez une malade des effets semblables sont réalisés, une fois par une pneumonie, une fois par des hémoptysies. En étudiant la question de l'influence favorable, des maladies intercurrentes sur les psychoses, certains auteurs ont complètement négligé les affections non fébriles, les hémoragies en particulier, bien que les traités anciens y rattachent de l'importance (Esquirol et Marcé pour les hémorragies et certaines affections cutanées).

Le mode d'influence de la maladie intercurrente sur les troubles physiques n'est pas toujours le même. Si, dans les cas que nous avons décrits, la régression des troubles mentaux peut être considérée comme complète, elle n'est que partielle dans d'autres cas, comme nous le verrons dans la suite (voir les exemples cités dans le 5e chapitre à propos de la tuberculose). D'autre part, elle est loin d'être toujours définitive; souvent il ne s'agit que d'intermittences de durée plus ou moins longue. Le cas de la malade Pf. en est un exemple. Parmi les observations publiées par les différents auteurs, il y a une série assez nombreuse de malades qui pendant de longues années après leur guérison n'ont plus présenté aucun trouble mental. Nous verrons enfin à propos des paralytiques généraux que parfois il n'y a pas à proprement parler régression des troubles psychiques; mais l'évolution de la maladie mentale est nettement ralentie sinon arrêtée pendant une longue période, à la suite de l'affection intercurrente. Ce que Marandon de Montyel disait à propos de la fièvre typhoïde, s'applique à toutes les affections en question. « Elles n'ont d'influence heureuse que sur les manifestations actuelles, elles ne neutralisent pas les prédispositions. » De même, naurellement, ces affections ne peuvent pas, au cerveau, déterminer la régénération.

La réaction mentale s'est installée dans nos cas immédiatement à la suite des troubles somatiques.

Ceci n'est pas non plus toujours le cas. Si dans les maladies fébriles les troubles mentaux s'amendent parfois immédiatement avec l'ascension de la température, il est d'autres cas, où l'amélioration de l'état mental ne se produit que pendant la convalescence de l'affection intercurrente. Notons cependant qu'on ne peut être assez prudent dans l'interprétation de pareils cas.

3e CHAPITRE.

Les maladies mentales influencées.

Par les quelques observations qui précèdent, nous pensons avoir établi que les troubles mentaux peuvent disparaître au cours d'une affection somatique; il y a lieu maintenant d'étudier les conditions dans lesquelles se produit cette disparition. Or à ce point de vue il est difficile de se faire des idées précises d'après le nombre restreint d'observations qu'on peut faire dans un asile, sauf lorsque les cas se multiplient à l'occasion d'épidémies. Par contre une étude comparée des observations qu'on trouve dans la littérature médicale, permet des conclusions intéressantes.

Il est probable que de cette étude les deux conclusions suivantes ressortissent:

1. Toutes les maladies mentales ne sont pas également influencées, telles le sont plus fréquemment que telles autres, certaines ne le sont jamais.

2. Toutes les affections somatiques n'exercent pas cette même influence sur les maladies mentales; le fait est plus fréquent pour les unes que pour les autres, et enfin, il doit y avoir des effets électifs de certains troubles somatiques par rapport à certains troubles mentaux.

Considérons, par conséquent, successivement ces deux éléments: les maladies mentales influencées, ce qui fera le sujet de ce chapitre; les maladies intercurrentes, que nous étudierons dans le chapitre suivant.

ESQUIROL, pour lequel la guérison des maladies mentales n'est certaine que lorsqu'elle a été signalée par une crise sensible, dit que « ces crises ne s'observent que dans la monomanie, la lypémanie, la manie, la démence aigue; elles ne sauraient avoir lieu dans l'imbécillité, la démence chronique et la démence sénile (I, 41). »

BERTHIER, dans le travail déjà cité, prétend que c'est surtout la manie qui peut se juger par la fièvre, mais qu l'on a vu et l'on voit toutes les affections fébriles juger les délires chroniques. « Il ressort de cet exemple (cas rapporté) une pensée consolante, c'est qu'il ne faut jamais désespérer d'un aliéné, tant qu'il n'a pas présenté des symptômes de paralysie, ou plutôt tant qu'il n'offre pas de preuve d'altération matérielle du système cérébral. »

Dans les traités modernes, la question n'est depuis longtemps plus exposée avec autant de détails. Toutefois, REGIS affirme « qu'on peut voir guérir une psychose, même ancienne et réputée à peu près chronique, sous l'influence d'une maladie fébrile, d'une suppuration etc. » — Pour Rogues de FURSAC ce sont « les états maniaques et mélancoliques qui bénéficient le plus fréquemment de cet effet thérapeutique. Il n'est pas absolument rare, notamment de voir un accès maniaque guérir brusquement, complètement et définitivement au cours d'un érysipèle de la face. » — KRAEPELIN (I 450) énumère surtout « les maladies à une époque relativement récente de leur évolution, la manie, la mélancolie, l'amentia des auteurs, mais parfois le même effet favorable s'observe après une évolution plus prolongée et dans des cas semblant désespérés. » — WAGNER se propose d'arriver à des conclusions à l'aide de statistiques. Nous reproduisons ici la quatrième de ces statistiques, dans laquelle il étudie les cas suivant les maladies mentales des sujets.

Forme mentale	Guérison	Amélioration durable	Amélioration passagère	effet nul
Idiotie	—	1	2	2
Mélancolie	18	7	6	6
Manie	16	1	2	6
Démence aigue	21	3	3	4
„ chronique	3	6	10	34
Dégénérescence secondaire	5	2	9	12
Psychoses intermittentes	2	2	1	1
Paralysie générale	4	—	1	6
Epilepsie avec Psychose	1	—	1	5
Somme:	70	22	35	76

L'auteur en tire les conclusions suivantes:

« Cette statistique prouve que la guérison est de beaucoup le plus fréquente dans les cas qu'on juge d'aigus et curables. Cependant, il n'est point justifié d'admettre que la guérison se soit installée uniquement dans des cas à pronostic d'emblée bénin, qui auraient, par conséquent, guéri sans l'intervention d'une maladie fébrile. Ceci ressort déjà de ce fait que dans 13 cas de guérison de psychoses aigues, le passage à la démence était ou bien nettement imminent, ou bien en train de se produire, comme il est prouvé par la symptomatologie et bien indiqué par les auteurs. De plus, on constate 5 guérisons de démence secondaire nettement déclarée et 3 de délire chronique. »

WAGNER étudie ses malades encore au point de vue du sexe; la régression des troubles mentaux s'observe avec la même fréquence chez les 2 sexes; au point de vue de l'âge: il trouve une fréquence particulièrement grande de guérisons entre 10 et 30 ans; au point de vue de la durée de l'évolution de leur maladie mentale. Nous reproduisons encore cette dernière statistique (table 3e).

Durée de la maladie	Guérison	Amélioration durable	Amélioration passagère	effet nul
0 — ½ an	26	2	2	1
½ — 1 „	14	5	6	7
1 — 2 „	11	3	4	14
2 — 5 „	4	3	9	28
plus de 5 ans	2	2	5	33
Somme:	57	15	26	83

Les résultats l'amènent à émettre l'hypothèse suivante: « Lorsqu'un aliéné au cours des premiers six mois de sa maladie mentale est atteint d'une maladie fébrile du genre de celles énumérées plus haut (fièvre typhoïde, typhus exanthématique, fièvre intermittente, fièvre récurrente, fièvres éruptives, érysipèle), la probabilité d'une guérison de la psyhose est très grande. »

FRIEDLAENDER compare les faits publiés par les différents auteurs, se rapportant à la fièvre typhoïde. Parmi les cas où le diagnostic psychiatrique est certain, ce sont presqu'exclusivement des mélancoliques et des maniaques qui relèvent d'une guérison complète ou d'une amélioration durable. Celle-ci fut cependant observée par KARRER chez un dément interné depuis 22 ans. Dans beaucoup de cas de délire chronique (GAYE, WILLE, KARRER) une amélioration passagère est observée, d'une durée de 6 à 18 mois, dans 5 cas de KARRER. Notons que nous ne trouvons aucun cas de paralysie générale dans cette statistique.

Werner BECKER dit avoir observé à l'asile de Weilmuenster 82 cas de fièvre typhoïde chez des aliénés, dont 22 mortels.

La statistique suivante permet de se rendre compte de l'effet de cette infection.

Maladie	Non améliorés	Amélioration nette mais passagère	Amélioration définitive
Paranoia	9	—	—
Démence précoce, forme inconnue	3	—	—
hébéphrénique	6	1	2
catatonique	8	4	1
catatonie tardive	1	—	—
paranoide	3	1	2
Démence secondaire à psychose inconnue	1	—	—
à psychose puerperale	1	—	—
à mélancolie	1	1	—
Folie maniaque-dépressive	2	1	1
Artériosclérose	1	—	—
Démence présénile	1	—	—
„ sénile	1	—	—
„ primitive aigue	1	—	—
Idiotie	3	—	—
Epilepsie	1	—	—
Paralysie générale progressive	3	—	—

L'auteur conclut:

1. Il est justifié d'admettre en psychiâtrie la possibilité et l'existence réelle de cas d'amélioration de troubles mentaux au cours de typhus abdominal intercurrent.
2. Ce fait dépend de 3 facteurs:
   a) du genre de la psychose,
   b) de l'âge du malade,
   c) de la durée de la psychose.
3. L'idiotie, l'épilepsie, la paralysie générale ne sont pas influencées par le typhus, de même que les dégénérescences séniles; la démence précoce par contre est améliorée souvent au degré de permettre la sortie du malade de l'asile. L'auteur laisse la question ouverte pour ce qui est de la folie maniaque-dépressive et les autres psychoses.

Il est intéressant de comparer avec ces statistiques celles publiées sur des essais de traitement par la fièvre artificiellement provoquée. BOECK, qui, comme nous l'avons déjà dit (au chapitre d'historique, a essayé à Vienne les injections de tuberculine et de bacille pyocyanique, a constaté des effets particulièrement favorables dans les cas de confusion mentale (« amentia »), nuls dans la manie et la melancolie (3 cas seuls traités), nuls dans 8 délires chroniques, où il n'a observé qu'un seul cas d'amélioration passagère, et dans les démences nettes. Les psychoses récentes sont toujours mieux influencées que les cas anciens.

Dans un cas de Paralysie générale et dans un cas d'Epilepsie, l'effet était nul. Dans celle-là cependant, l'auteur croit pouvoir fonder de réels espoirs sur cette méthode, tandis qu'il ne faut s'attendre à rien dans l'épilepsie, maladie toujours réputée comme le moins influencée par les affections intercurrentes fébriles, en dépit de quelques cas publiés.

L'effet nul en manie et en mélancolie est attribué en partie par l'auteur à la rareté des cas traités, et la contradiction à ce point de vue avec la statistique de WAGNER tient d'après lui, à ce que celui-ci a fait ces diagnostics dans des cas que l'on ne rangerait plus dans ces cadres, parce qu'il s'agit plutôt d'amentia. A ce sujet, rappelons nous les conclusions de BECKER, citées plus haut, qui sont tout à fait analogues, à propos de la fièvre typhoïde.

Pour ce qui est de la Paralysie générale, il y a lieu de faire toutes les réserves à l'égard des cas publiés par des auteurs plus anciens qui, sans doute, ont fait ce diagnostic chez de nombreux malades qui n'en étaient nullement. V. HALBAN qui, dans un travail sur le pronostic de la Paralysie générale a passé en revue toutes les observations de rémissions observées au cours de maladies intercurrentes, n'admettait le diagnostic de Paralysie générale comme certain que dans un nombre très restreint de cas, notamment ceux de FLEMING, SCHUELE, TUCZEK, KRAFFT-EBING etc. La plupart de ces observations avaient concerné des rémissions survenues à la suite de suppurations profondes et prolongées, spontanées ou artificiellement provoquées, et accompagnées d'une réaction fébrile intense. Dans des cas beaucoup plus rares une fièvre typhoïde (FLEMMING), une scarlatine (FIEDLER, SEIFERT), une pneumonie (FIEDLER), une gangrène pulmonaire (SCHUELE) auraient déterminé des rémissions complètes avec reprise des occupations professionnelles pendant plusieurs années. DOUTREBENTE avait réuni toute une série de cas analogues en 1878, dont les plus anciens avaient été communiqués déjà en 1816 (DUBUISSON) et 1820 (BOUILLAUD).

Evidemment on ne peut accepter sans réserve le diagnostic de paralysie générale même dans les cas où HALBAN a admis ce diagnostic comme certain. Halban a publié son travail en 1902, c'est-à-dire à une époque où dans le diagnostic de la paralysie générale on ne tenait pas encore compte autant des recherches de laboratoire et des antécédents syphilitiques. En lisant la description du cas observé par l'auteur lui-même, on voit que même chez son malade le diagnostic de Paralysie générale n'est pas absolument certain.

Or, depuis v. Halban d'autres observations ont été publiées. Les malades observés par FISCHER, de Prag, et par WAGNER v. JAUREGG, chez lesquels des suppurations prolongées ont déterminé une régression durable et complète de tous les troubles mentaux, ont été des paralytiques généraux aussi bien d'après leur aspect clinique que d'après les signes neurologiques et le résultat des examens de laboratoire (liquide céphalorachidien, réaction de Bordet-Wassermann).

En ce qui concerne les formes cliniques de la Paralysie générale, DOUTREBENTE et v. HALBAN ont déjà admis que ce sont surtout les formes maniaques de cette maladie, qui peuvent être favorablement influencées par une maladie fébrile intercurrente. Les résultats obtenus par les essais de traitement de l'école de Vienne, ont confirmé cette hypothèse. Enfin la régression des troubles se produit plus fréquemment, chez les paralytiques au début de l'évolution de leur maladie.

L'effet particulièrement favorable des suppurations locales sur l'état mental des paralytiques généraux, est indiscutable.

L'épilepsie semble, d'après les travaux anciens, le plus rarement subir une influence favorable par les affections intercurrentes. « Bien que certains auteurs », dit WAGNER, « aient publié quelques rares cas de guérison de l'épilepsie à la suite de maladies infectieuses, celles-ci, dans d'autres cas, ne font qu'aggraver l'affection nerveuse et la cessation des crises pendant une période fébrile a été suivie souvent de leur multiplication, au point d'amener même parfois la mort des sujets dans un état de mal. » Cette opinion de WAGNER ne répond pas tout à fait à la réalité. SEGLAS a communiqué plusieurs cas dans lesquels des maladies intercurrentes ont eu une influence favorable sur l'épilepsie; QUERINAUD émet, la même opinion dans sa thèse. PELLISSIER, TOULOUSE et MARCHAND ont vu la suppression temporaire des crises chez des épileptiques pendant la période fébrile des maladies infectieuses; FERE observait le même fait chez des malades atteints de furoncles et d'anthrax. LANNOIS attribue la faculté d'améliorer ou de guérir l'épilepsie aux affections fébriles intercurrentes à l'exception de la fièvre typhoïde. Toute une série de communications faites au cours des dernières épidémies de grippe démontrent que la cessation temporaire des crises pendant l'infection grippale est un fait assez fréquent chez les épileptiques. MAILLARD et BRUNE ont vu pendant deux épidémies en juin et octobre 1918, la suppression à peu près complète des accès chez tous les épileptiques atteints, à la période aigue de l'infection. Mais l'accalmie est toujours passagère et cesse après le retour à la température normale. »

Les autres auteurs, tels que DAMAYE, OLLIVIER et TEULIERE, MOREIRA, GORDON et MENNINGER ne sont pas aussi catégoriques sur ce fait, qu'ils n'ont observé que chez une partie de leurs malades; mais tous sont unanimes au sujet du caractère passager du phénomène. Néanmois, le fait est intéressant à retenir, et il justifie, notons le déjà, des essais de sérothérapie et de vaccinothérapie, tels qu'ils ont été appliqués dans le traitement de l'épilepsie. (GUIRAUD, Paris Médical, 5. 10. 1918).

En résumé, les communications sur les maladies mentales guéries ou favorablement influencées par des affections somatiques, concernent le plus fréquemment des manies, des mélancolies et des psychoses aigues (confusion et bouffées délirantes). Cependant, on a observé assez souvent le même phénomène chez des déments précoces à des phases même avancées de leur maladie mentale. Dans les délires chroniques la régression est plutôt exceptionnelle. Les faits sont très rares en paralysie générale, sauf au cours des suppurations et de l'érysipèle, comme nous verrons plus tard. Chez les épileptiques, on n'a guère observé que la suppression passagère des crises au cours des maladies infectieuses. Il est naturel de n'observer aucun effet chez les déments aux stades avancés d'affaiblissement intellectuel et de déchéance cérébrale, de même que chez les imbéciles et les idiots,

Nous ne croyons pouvoir terminer ce chapitre sans avoir fait allusion à un dernier point; il s'agit des diagnostics mentaux faits par les auteurs; les anciens rangeaient dans la manie et la mélancolie beaucoup de syndrômes qui n'en étaient nullement; de même leurs conceptions sur les états délirants étaient différentes des conceptions actuelles. Même à l'heure actuelle les diagnostics dépendent des doctrines admises, et l'on sait combien de divergences y existent encore. Ce qui est classé par les uns dans la démence précoce, ne l'est point toujours par d'autres. Quant aux syndrômes rentrant dans le cadre de la démence précoce, notre travail contient cependant des exemples indiscutables, au point de vue du diagnostic mental et de l'influence de l'affection intercurrente.

4e CHAPITRE.

Les maladies somatiques intercurrentes.

En classant les cas rapportés suivant les maladies somatiques intercurrentes, nous avons vu que celles-ci étaient de nature variée. Il en est de même des cas communiqués dans la littérature médicale.

ESQUIROL nomme parmi les affections qui peuvent déterminer « la terminaison critique de la folie »: les fièvres symptomatiques et essentielles, les hémorragies, les suppurations prolongées, les furoncles, les dartres.

MARCE cite les abcès et les anthrax, l'érysipèle de la face, la bronchite fébrile, la pneumonie, la tuberculose pulmonaire, la diarrhée, la dysentérie, la fièvre intermittente.

Chez BERTHIER, les affections suivantes se trouvent représentées: la fièvre intermittente, la fièvre typhoïde, les fièvres éruptives (variole), les fièvres parenchymateuses (pneumonie), les vastes brûlures, la tuberculose, l'érysipèle.

Nous passerons donc en revue successivement les différentes affections, d'abord les maladies infectieuses aigues, ensuite les suppurations locales, puis la tuberculose et enfin les traumatismes et hémorragies.

En premier lieu vient la fièvre typhoïde. Déjà GIRARD en 1848, attribua à fièvre typhoïde une influence favorable sur la marche des psychoses.

Pendant une épidémie à Schleswig, en 1846, GAYE observa cette influence chez 7 des 62 malades atteints: 4 guérisons, 3 régressions passagères de la psychose.

Par contre, peu de temps après, BACH et SCHLAGER constatèrent des effets beaucoup plus favorables (10 sur 11 cas, 6 sur 11 cas). Dans la suite, tous les auteurs, tels que WILLE, NASSE, SPONHOLZ, PICK, FIEDLER, WAGNER, LEHMANN, KARRER, GOODNER, CAMPBELL et PERCY SMITH sont unanimes à attribuer, d'après leurs observations personnelles, à la fièvre typhoïde une influence souvent salutaire sur les psychoses. Cette influence n'est fréquemment que passagère, mais parfois elle va jusqu'à la guérison définitive ou du moins une amélioration durable, permettant la sortie de l'asile et le retour dans la vie sociale.

En France, MARANDON de MONTYEL, qui a observé sur 5 parmi 9 malades atteints de fièvre typhoïde la disparition des troubles mentaux, conclut: « Chez les aliénés, la fièvre typhoïde améliore ou guérit les cas curables, laisse intacts ou aggrave le plus souvent les cas chroniques.»

La fièvre typhoïde n'a d'influence heureuse que sur les manifestations actuelles, elle ne neutralise pas les prédispositions. »

Dans sa thèse de Nancy BRUNET conclut de l'observation de 11 malades de l'asile de Maréville, « que la fièvre typhoïde exerce généralement une influence favorable sur les maladies mentales » — conclusion qui ne manqua pas d'être critiquée, à juste raison.

Plus récemment, en 1912, BECKER a publié les résultats de ses observations faites à Weilmuenster; nous avons reproduit sa statistique et ses conclusions au chapitre précédent.

Ne passons cependant pas sous silence, pour être complets, certains auteurs qui ont été très sceptiques au sujet du même phénomène, notamment ROGER YVERT, qui, n'ayant constaté que dans 2 cas sur

50 une amélioration de l'état mental, pensait qu'il ne s'agissait même là que d'une apparence. De même en Allemagne, KRELL, qui avait suivi une épidémie de fièvre typhoïde dans son asile, nia encore en 1909 toute influence favorable de cette affection sur les psychoses.

Dans notre asile, quelques cas de fièvre typhoide ont été observés en 1921 et en 1923. Ils concernaient tous des déments arrivés à des stades avancés d'affaiblissement intellectuel. Une amélioration de l'état mental ne fut jamais observée; d'ailleurs il ne fallait pas s'y attendre.

Il est incontestable que d'une manière fréquente la fièvre typhoide influence favorablement les troubles mentaux des aliénés, et ceci est d'autant plus curieux que cette affection entraîne bien souvent elle-même des troubles psychiques.

Les psychoses guéries ou améliorées par la fièvre typhoide sont dans la majorité des cas du cadre de la manie, de la mélancolie, de la confusion mentale, des bouffées délirantes et, comme le démontre nettement la statistique de BECKER, du groupe de la démence précoce. Dans cette dernière maladie, d'après le même auteur, les résultats sont favorables surtout dans les cas relativement récents; cependant des rémissions importantes furent observées chez des malades internés depuis 4, 5, 6 ans et même dans un cas de démence ayant évolué depuis 27 ans.

Les 9 cas de délire chronique ne donnèrent lieu qu'à des régressions très passagères du délire au cours de la période fébrile, chez 3 malades.

Il en était de même dans la paralysie générale. On trouve cependant parmi les malades de CAMPBELL un paralytique général, qui a subi pendant l'évolution d'une fièvre typhoide une rémission permettant la libération de l'asile; mais, comme nous l'avons déjà dit, dans l'interprétation des cas de paralysie générale cités par les auteurs anciens, il y a lieu de faire toutes les réserves.

Tandis que LANNOIS, en 1893, avait encore opposé l'action toujours nocive de la fièvre typhoide dans l'épilepsie, à la suppression fréquente des crises au cours d'autres maladies fébriles, TOULOUSE et MARCHAND ont publié en 1899 le cas d'une épileptique sujette depuis 3 ans à des crises. Les attaques furent supprimées au cours de la période fébrile d'une fièvre typhoide pour réapparaître après. PELLISSIER avait publié, en 1899, 9 cas analogues. Le seul cas de guérison complète d'une épilepsie par une fièvre typhoide est rapporté par PRIEGER. Il est regrettable qu'on ait passé sous silence dans ces communications l'influence sur l'état mental des sujets. Citons encore qu'en 1887 WEST a attribué la guérison d'une chorée chez une fille de 10 ans, à une fièvre typhoide synchrone avec la cessation des accidents choréiques.

T y p h u s E x a n t h é m a t i q u e. Cette affection, confondue longtemps avec la fièvre typhoide au point de vue de sa pathogénie, a amené une amélioration nette des troubles mentaux chez 6 malades, observés par OCHS et ROSENBLUM à Odessa. Dans tous les cas, il s'agissait, d'après les auteurs, de maniaques ou de mélancoliques.

F i è v r e r é c u r r e n t e. A ces mêmes auteurs est d'ailleurs due la seule communication concernant la fièvre récurrente: 32 cas dont 22 guéris ou nettement améliorés de leur psychose.

C h o l é r a. WOILLEZ en 1851 n'avait observé une régression des troubles mentaux que sur 6 parmi 193 aliénés atteints de choléra. Plus tard, SPONHOLZ ne constata qu'une seule guérison complète de la psychose au cours de cette affection. Cepen dant des rémissions durant plusieurs jours furent observées par lui chez tous les malades atteints, « notamment aux stades d'asphyxie et de crampes ». En 1892, CAMUSET, de Bonneval, communiqua aux Annales médico-psychologiques les résultats observés sur 60 aliénés atteints de choléra. Voici le résumé den son travail intitulé: « Des modifications observées dans l'état mental de certains aliénés atteints de choléra. »

1. 22 états maniaques: L'attaque cholérique a toujours fait disparaître l'état maniaque, quelle que fût l'intensité, quelle que fût l'ancienneté de celui-ci.

   Mais aucune de ces guérisons ne s'est maintenue. Si le malade guérissait du choléra, il redevenait progressivement, au point de vue mental, tel qu'il avait été avant l'attaque de la maladie intercurrente.

   L'auteur conclut qu'il faut faire un chapitre à part pour le choléra dans l'étude de l'influence des maladies intercurrentes sur les vésanies.

2. Mélancolie: 2 cas avec influence notable sur l'état mental. Les autres pas d'effet.

3. Délires systematisés: Pas d'influence, ni sur le délire, ni sur les hallucinations. Régression de l'excitation: 10 cas.

4. Démences organiques, Paralysie générale: Effet nul.

L'auteur conclut: « Le choléra agit d'une façon favorable, surtout chez les maniaques.

Il fait disparaître les délires peu systématisés des maniaques et des mélancoliques, mais n'a aucun effet sur la démence et les délires chroniques. »

Les diarrhées fébriles, les infections gastro-intestinales ont exceptionnellement entraîné une régression des troubles mentaux.

La grippe, très fréquente dans les asiles aussi au cours des dernières épidémies, a été le sujet de toute une série de communications.

En 1890 déjà, METZ avait publié le cas d'un « paranoïaque »: interné depuis 1 an, qui fut guéri complètement au cours d'une influenza, durant cinq jours.

Récemment, DAMAYE, en 1919, a cité un cas de mélancolie avec idées de persécution et un cas de délire mystique nettement guéris par la grippe, affection qui cependant est particulièrement apte, aussi bien que la fièvre typhoïde, à provoquer elle-même des troubles mentaux. De même LATAPIE a communiqué un cas de manie guérie et un cas de rémission d'un délire pendant l'infection grippale. Des effets du même genre furent observés par MOREIRA.

Nous avons déjà fait allusion dans le chapitre précédent aux travaux de MAILLARD et BRUNE, OLLIVIER et TEULIERE, GORDON et MENNINGER signalant la suppression passagère des crises épileptiques pendant l'infection grippale.

La pneumonie et la pleurésie semblent avoir eu parfois un effet salutaire sur la marche des psychoses. Notre 4e cas en est une preuve, et pour ce qui est de la pleurésie, nous avons observé, en octobre 1921, un épileptique avec crises fréquentes qui, au cours d'une pleurésie grippale, durant plusieurs semaines, n'eut aucune crise. MOSHER a publié le cas d'un malade « stuporeux, méfiant, avec des tentatives de suicide, dont la psychose avait évolué depuis 7 ans », et qui fût atteint d'une pleurésie en avril 1890. Le malade sortit de l'asile en octobre de la même année, guéri de ses maladies psychique et somatique. LEROY a présenté l'année dernière une mélancolie guérie sous l'influence d'une pleurésie et USSE a communiqué dans l'Encéphale de janvier 1923 un cas analogue.

Quant aux fièvres éruptives, de nombreuses communications ont été faites au sujet de la variole. Nous trouvons cette maladie citée déjà dans les travaux anciens. Or, lorsque, encouragés par les observations de BERTI, 9 cas guéris sur 60, et KOESTL, dans la paralysie générale, SPONHOLZ, KIERNAN de New-York et d'autres espéraient des succès d'une révaccination pratiquée surtout chez des paralytiques généraux, ils ne purent enrégistrer aucun effet favorable de cette méthode, sauf dans un cas de KIERNAN.

L a r o u g e o l e a été citée par SCHROEDER van der KOLK, la scarlatine par FIEDLER et SEIFERT (cité chez FIEDLER).

L e p a l u d i s m e : Les médecins les plus anciens, tels que GALIEN et BOERHAVE nomment déjà le paludisme parmi les affections en question. Le travail de WAGNER contient une liste assez complète des cas publiés au sujet de cette maladie. Parmi les 68 malades de NASSE atteints de paludisme, il y eut 2 guérisons complètes, 3 améliorations définitives, 21 améliorations passagères, dont 14 se maintenaient pendant un certain temps après la cessation des accès fébriles. Cette statistique est particulièrement probante. Le cas de WAGNER, concernant une malade épileptique pendant plusieurs années, guérie de ses crises complètement et depuis 14 ans, au cours d'une fièvre paludéenne, est particulièrement intéressant. L'influence du paludisme, notamment de la fièvre tierce, sur les paralytiques généraux a été étudiée de nouveau par GERSTMANN en 1922.

Le cas de notre malade SCHO., atteinte d'angine aigue avec abcès, est peut-être le 1er concernant les angines infectieuses publié jusqu'à présent.

L'érysipèle, notamment celui de la face, a été considéré de même toujours comme étant particulièrement capable d'amener la disparition des troubles mentaux chez les aliénés. On trouvé des observations de ce genre déjà chez ESQUIROL et BERTHIER, pour ne nommer que ces deux auteurs. VERGA rapporta en 1866 le cas d'une mélancolie grave avec idées de suicide guérie par un érysipèle de la face, du cou et du cuir chevelu. WAGNER a cité plusieurs cas observés par lui-même. SCZYPIORSKY observa à l'asile de St-Dizier, en 1890, un cas analogue. Plus récemment, en 1914. BECKMANN de Kiel a fait de 2 psychoses guéries au cours d'un érysipèle le sujet de sa thèse. Se basant sur quelques observations (MACLOAD et OEBEKE), WAGNER attribua à l'érysipèle de même qu'aux fièvres éruptives et aux suppurations locales une influence particulièrement favorable sur la Paralysie générale, ce qui est d'ailleurs facile à saisir, l'érysipèle étant déterminé par le streptocoque, agent aussi des suppurations. Dans la littérature récente, nous n'avons plus trouvé aucun cas de ce genre.

Des suppurations prolongées, phlegmons, abcès, anthrax, semblent avoir favorablement influencé la marche des maladies mentales. Cette action a été observée particulièrement dans la Paralysie générale. NASSE (1870) et DOUTREBENTE citaient des cas de ce genre. Dans les Annales médico-psych. de 1881, MABILLE rapporta de même la guérison d'un paralytique général par le séton à la nuque et la suppuration prolongée. Les cas sont rassemblés chez v. HALBAN. S'il est justifié d'avoir des doutes sur le diagnostic de Paralysie générale, fait à cette époque, on aura toutefois plus de confiance dans les 2 cas publiés par FISCHER (de Prague) en 1911, et WAGNER von JAUREGG de Vienne, en 1912, cités déjà au chapitre précédent, où des Paralysies générales indiscutables subirent une rémission complète au cours d'une suppuration prolongée. Dans 2 cas de suppuration prolongée très grave (dans l'un il s'agissait d'une phlébite suppurée de la cuisse gauche chez une déprimée sénile, dans l'autre d'une ostéomyélite grave du maxillaire supérieur, chez une démente précoce catatonique au début, nous n'avons observé aucun effet sur l'état mental des malades. L'euphorie et l'agitation motrice et verbale extrême d'une maniaque ne rétrocédèrent point devant une mastite aigue fébrile avec gros abcès qui nécessita l'incision et un drainage prolongé.

La tuberculose, notamment la tuberculose pulmonaire a été souvent étudiée au point de vue de ses rapports avec les maladies mentales. C'est une affection particulièrement fréquente dans les asiles d'aliénés. Le plus souvent, elle ne modifie guère l'état mental des sujets atteints. CULLERRE, d'Auxerre n'avait vu un effet favorable sur les troubles mentaux, que chez une femme atteinte de manie aigue qui recouvra la raison 2 heures avant la mort. Cependant, MARCÉ, BERTHIER et GUISLAIN rendaient déjà attentif à ce fait pas très rare que les troubles psychiques peuvent cesser pendant l'évolution d'une tuberculose pulmonaire. On a même admis un cycle alternatif entre l'évolution de la maladie mentale et celle de la tuberculose. Les 2 cas, dont nous avons rapporté l'observation, sont significatifs. Nous y ajoutons le cas d'un dément précoce, que nous avons observé à l'asile de Sarreguemines, qui, toujours très négativiste et la plupart du temps presque inaccessible, était devenu accessible, orienté, assez raisonnable et aimable avec le personnel, dans les derniers jours qui précédaient sa mort. Cependant, il se montrait affaibli au point de vue intellectuel et peu conscient de la gravité de sa maladie physique. Une régression partielle des troubles s'est manifestée encore chez 2 autres malades, également démentes précoces. L'une qui auparavant avait refusé tout examen et tout traitement, ne répondant que par des insultes quand on lui adressait la parole, accueillait les médecins avec politesse lors des visites, se montrait contente du traitement qu'on lui faisait, dans los dernières semaines de sa vie. Cependant, elle restait incohérente et inconsciente de ses troubles. L'autre malade, devenue très dyspnéique pendant les derniers jours de sa vie, a étonné les infirmières du quartier parce qu'au lieu des faux-noms qu'elle leur avait donnés de même qu'aux malades du quartier, elle les appelait maintenant toutes par leur nom exact. Le cas de LEROY est très intéressant. Il s'agit d'une démente précoce catatonique malade depuis 11 ans, qui n'avait plus aucun symptôme catatonique et qui était apparamment normale trois semaines avant de mourir d'une tuberculose aigue. A la même occasion, cet auteur a cité un cas observé avec M. LAIGNEL-LAVASTINE, où le retour à la lucidité et à la conscience complète fut constaté chez un hébéphréno-catatonique 4 jours avant la mort. Dans la discussion qui suivait la communication de M. LEROY, M. MIGNARD rapporta la régression des troubles mentaux chez une catatonique 2 heures avant sa mort.

Nous ajoutons ici, à propos de la tuberculose pulmonaire, l'observation très résumée d'une malade, que nous venons d'examiner, peu de jours avant de donner ce travail à l'impression. Cette observation d'une régression complète de tous les symptômes de stupeur chez une malade atteinte de tuberculose pleuropulmonaire ne peut que confirmer la réalité des faits décrits ci-dessus.

Il s'agit d'une malade, âgée de 18 ans, qui présentait des signes d'aliénation mentale depuis automne 1922. Alternativement excitée et déprimée, elle manifestait tantôt des idées érotiques, tantôt des idées de persécution. Elle faisait plusieurs fugues, qui étaient d'ailleurs la cause de son internement à la clinique psychiâtrique de Strasbourg, en mars 1923, d'où elle fut amenée à Stephansfeld, en juin de la même année. A l'asile elle semblait d'abord déprimée et était relativement accessible, pendant les premières semaines de son internement. Elle proférait quelques idées vagues de transformation corporelle et de persécution. Mais peu à peu elle devenait inaccessible, mutiste, négativiste et très gâteuse. A son père qui venait la visiter de temps en temps elle n'adressait pas la parole; elle résistait dès qu'on voulait s'occuper d'elle; sa physionomie était nettement indifférente. Il fallait la nourrir à la cuiller; mais son alimentation était difficile à cause de sa résistance.

La malade persistait dans cet état du mois d'août jusqu'à la fin de décembre 1923. A cause de son gâtisme et de sa malpropreté elle fut mise au pavillon des gâteuses. Quelques jours après Noël elle fut prise d'une faiblesse marquée; le pouls était petit et accéléré. La température était à 39 degrés. La malade toussait peu et n'avait pas d'expectoration. Mais à l'examen physique on constatait des signes nets de bacillose au sommet gauche: matité, surtout au niveau des régions sus-et-sousclaviculaire; râles; expiration prolongée et saccadée, de plus frottement pleurétique à la base gauche. L'état de la malade s'est aggravé depuis. Le processus s'est propagé au poumon droit. La malade est dans un état de cachexie avancée. L'examen des crachats a montré la présence de bacilles de Koch.

Or, dès le jour, où on observa de la fièvre chez elle, elle parlait spontanément à la sœur et au personnel, leur demandant des services, les priant d'écrire à ses parents. Son père vint la visiter le dimanche suivant. Elle causait gentillement avec lui, lui posant des questions sur ce qui se passait dans la famille. Elle n'était plus gâteuse et malpropre; elle mangeait seule et régulièrement; elle se laissait examiner sans résister par les médecins et suivait toutes les prescriptions médicales.

Nous avons interrogé la malade le 6 janvier 1924. Malgré qu'il lui est pénible de parler, elle a répondu d'une façon correcte à toutes nos questions. Elle a montré une critique exacte de ses troubles mentaux passés, de ses idées délirantes et de ses hallucinations, qu'elle rattache à une maladie mentale contractée après une vie extravagante et des abus d'alcool. Elle a fait une critique aussi exacte de ses troubles somatiques actuels, dont l'éclosion a d'ailleurs dit-elle mis fin aux désordres mentaux. C'est une affection pulmonaire sérieuse, de laquelle elle mourra sans doute. C'est inutile d'essayer de lui faire du courage; elle préfère qu'on prévienne ses parents; car elle voudrait revoir sa mère, avant de mourir. Quand elle était malade mentalement, tout lui était égal, même sa famille; mais maintenant elle n'a que ce seul désir, de revoir encore une fois son village et ses parents. Inutile d'ajouter que pendant l'interrogatoire prolongé que nous avons fait, nous n'avons constaté pas le moindre affaiblissement intellectuel chez notre malade; elle est tout à fait orientée et mnésique, cohérente et judicieuse dans tous ses gestes et propos.

Cancer et Ulcères: En dehors de ces affections infectieuses et fébriles, exceptionnellement l'évolution d'un ulcère ou d'un cancer semblent pouvoir déterminer une régression des troubles mentaux (COURBON, travail cité).

Traumatismes: Dans un article intitulé: Influence d'un traumatisme sur certaines affections mentales, le Dr. VALLEE attribua de 2 cas de guérison (1 mélancolie et 1 manie) l'une à un corps étranger dans l'œil, l'autre à une morsure. D'après EMMINGHAUS des guérisons furent observées après des commotions cérébrales et des traumatismes crâniens.

Les hémorragies abondantes sont déjà par ESQUIROL considérées comme capables de provoquer la guérison de maladies mentales. Dans 1 cas de LEHMANN on peut hésiter entre l'hématémèse ou l'évolution de l'ulcère de l'estomac pour expliquer la guérison des troubles mentaux. Dans nos 2 cas, aucun accident hémorragique ne fut accompagné d'un état fébrile, aucun n'a été précédé de troubles généraux graves; ceux-ci étaient nettement consécutifs, soit à l'hématémèse, soit aux hémoptysies. Il est donc plausible de voir dans les accidents hémorragiques la cause essentielle de la cessation des troubles mentaux.

Citons enfin la communication de CLAUDE et Mlle BADONNEL à la société clinique de médecine mentale du 19 2 1923 sur l'arrêt brusque d'un accès maniaque à la suite d'une thrombose de la jambe droite. Avec la rétablition de la circulation l'excitation maniaque réapparut.

La liste des affections intercurrentes qui peuvent avoir une action favorable sur l'état mental des aliénés est donc bien longue. Les maladies fébriles y dominent, et parmi elles les plus importantes sont : la typhoïde, l'érysipèle, le paludisme, la grippe et les suppurations locales. Dans les affections non fébriles, le phénomène est plutôt exceptionnel.

5e CHAPITRE

L'explication de la régression.

Jusqu'ici, nous nous sommes bornés à voir les faits tels qu'ils se présentent ; pour en déduire des conclusions utiles, il est nécessaire de les expliquer. La question qui se pose est celle-ci: par quel mécanisme les troubles somatiques peuvent-ils déterminer la disparition des troubles psychiques?

Mais la solution de ce problème se heurte à deux difficultés insurmontables à l'époque actuelle et avec nos connaissances médicales. D'une part on est trop peu ou point du tout renseigné sur la pathogénie des troubles mentaux et les lésions anatomiques et fonctionnelles cérébrales qui les accompagnent. D'autre part, pour ce qui est des affections somatiques, le caractère intime des troubles généraux et en particulier des modifications humorales et des altérations du métabolisme qu'elles engendrent est encore très peu connu. A l'époque actuelle, les données indispensables permettant d'élucider le problème manquent par conséquent, et pourtant une solution serait d'une importance capitale en pathologie mentale.

On sait que sous l'influence de troubles somatiques incidents, des états maniaques et dépressifs peuvent se terminer brusquement avant qu'ils soient arrivés au stade de leur régression naturelle. On sait que des maladies mentales essentiellement chroniques et aboutissant le plus souvent à une déchéance mentale complète, telle que la démence précoce et la paralysie générale, montrent une tendance aux rémissions plus ou moins complètes et durables équivalant parfois, si non à une guérison médicale du moins à une guérison sociale, et que cette tendance peut être favorablement influencée par l'existence de troubles somatiques intercurrents. On sait que ce même facteur amène parfois des intermittences dans les délires chroniques, affections mentales incurables par excellence. Voilà un terrain particulièrement favorable pour y étudier le mécanisme intime de la guérison des maladies mentales, dont la connaissance doit être à la base de toute thérapeutique vraiment fructueuse de ces maladies.

Personne ne s'étonnera qu'en l'absence de données certaines on ait pu proposer des explications multiples et parfois de valeur discutable. Nous allons en passer en revue du moins les principales. Le chapitre suivant montrera comment de ces conceptions différentes ont résulté des tendances thérapeutiques différentes.

ESQUIROL appliquait aux maladies mentales la théorie de la crise; pour lui, il n'y avait de guérison réelle de l'aliénation que par une terminaison critique; les fièvres, les hémorragies, les suppurations, les sueurs, les éruptions cutanées, les chocs psychiques pouvaient jouer ce rôle. Une application aussi exclusive de cette théorie fut bientôt combattue notamment par MARCE, DAGONET, GUISLAIN, pour ne citer que ces trois auteurs de traités.

Pour MARCE, la crise, lorsqu'elle s'installe sous la forme d'une affection intercurrente, tient à des phénomènes de révulsion ou de substitution. Pour ce qui est des hémorragies dans l'écoulement hémorroïdal par exemple, il s'agit pour cet auteur « d'une hémorragie à la fois déplétive et révulsive, qui agit indirectement sur la circulation cérébrale et qui explique parfaitement toute l'importance de cette fonction dans la folie, et surtout dans la paralysie générale, où les mouvements congestifs vers la tête sont infiniment plus marqués. »

GUISLAIN enseignait que la crise est une terminaison exceptionnelle, bien que réellement existante de l'aliénation mentale, et y rangeait les guérisons par maladies somatiques intercurrentes.

SPONHOLZ pensait que l'affection organique peut dévier le processus pathologique des centres cérébraux vers la périphérie, ou bien exercer une action favorable par l'intensification des échanges nutritifs.

Pour J. WAGNER l'agent actif dans la régression des troubles mentaux était la fièvre, BOECK. PILCZ, DONATH et d'autres la rattachaient plutôt à la leucocytose consécutive à la fièvre.

Quant aux maladies infectieuses, la tendance est actuellement plutôt d'attribuer leur influence à l'action des toxines ou des antitoxines, c'est-à dire aux substances humorales anormales, moyens de lutte entre l'agent infectieux et l'organisme.

La théorie de l'effet des toxines a été admise encore récemment par BECKMANN dans sa thése, par GORDON, et par LATAPIE. Ces derniers croient que les toxines grippales neutralisent les toxines déjà existantes dans le sang des aliénés et des épileptiques.

MAILLARD et BRUNE pensent par contre à l'effet des antitoxines, effet analogue à celui obtenu par les abcès de fixation, ou à la dérivation de l'action pathogène, du cerveau sur l'appareil respiratoire.

L'action des toxines infectieuses sur le cerveau est indiscutable, puisque les infections peuvent pour la grande majorité provoquer des psychoses, et chez les aliénés, les cas ne sont pas rares ou le délire infectieux se surajoute aux troubles mentaux antérieurs.

Est-ce le même mécanisme qui fait disparaître les troubles mentaux préexistants chez d'autres malades? Avec la théorie de notre maître M. COURBON, exposée plus bas, cette conception serait très plausible. Les toxines bactériennes troublant dans un cas la fonction normale des neurones psychiques sains, paralysent ou suppriment définitivement dans d'autres la fonction anormale des neurones malades, particulièrement vulnérables du fait de leur maladie. Mais il est aussi bien possible que les antitoxines, produits de la lutte de l'organisme, activée par l'invasion bactérienne, neutralisent au niveau du cerveau les agents nocifs cause première des troubles mentaux, et permettent ainsi le retour des neurones malades à la vie et à la fonction normales.

Peut-être la cause la plus importante de la disparition des troubles mentaux au cours des maladies intercurrentes réside-t-elle dans les grandes modifications des échanges nutritifs au niveau du cerveau, et du métabolisme général de l'organisme, hypothèse qui est soutenue par KRAEPELIN dans son traité.

Ajoutons que pour expliquer l'influence curative des maladies intercurrents sur la folie, certains auteurs comme USSE invoquent la théorie du choc colloïdal, hypothèse qui a éte le point le départ de toute une série de tentatives thérapeutiques entreprises au cours de dernières années.

Pour le moment, la question est donc encore ouverte de savoir, quel est le facteur principal dans l'influence curative des maladies intercurrentes fébriles sur les maladies mentales. Toutefois, il semble qu'il faille le chercher surtout dans des modifications humorales, qui ont lieu au cours de ces affections.

L'explication est encore plus difficile là où il s'agit, comme dans notre 3e et 4e cas, d'un accident hémorragique. Mais dans ces cas, il faut se demander, si c'est vraiement l'hémorragie en elle-même, et non l'affection causale, qui a provoqué le changement de l'état mental. Chez la malade SCHA., l'apparition de l'hématémèse fut précédée de quelques vives douleurs dans la région épigastrique, il faut penser à un ulcère; cependant, il n'y avait jamais eu des douleurs et des vomissements et la régression des troubles est devenue manifeste seulement lorsque la maladie se rétablit de la prostration consécutive aux hémorragies. Chez la malade P., la conception d'une tuberculose latente peut s'imposer, vu qu'elle a souvent des crachats hémoptoiques et parfois des poussées hectiques légères vu aussi la matité à la percussion des sommets. Or, chez elle jamais excepté lors de sa pneumonie, l'affection pulmonaire, évidemment existante, n'a influencé l'état mental dans un sens favorable, sauf au moment où elle provoqua une hémoptysie sérieuse. On pourrait admettre, vu la courte durée du retour à la lucidité, l'intervention d'un choc émotif; la malade était, en effet, apparemment effrayée par les hémoptysies et se réagitait de nouveau dès qu'elle ne ressentait plus de malaise et pouvait se sentir à l'abri du danger. Puisqu'on compare parfois les états maniaques à l'ivresse alcoolique aigue, il est un fait bien connu du public que les manifestations de l'ivresse peuvent régresser complètement par un choc émotif suffisamment fort, malgré la persistance de l'intoxication alcoolique.

Une interprétation dans ce sens est cependant plus douteuse dans le cas SCHA. Il est difficile de concevoir que l'état physique désespéré, dans lequel la malade se trouvait après ses hématémèses, ait contribué à changer dans un sens favorable ses idées délirantes de nature dépressive. Par contre, il est certain que l'anémie intense consécutive à des pertes de sang extrêmement abondantes fut suivie d'une action réparatrice énergique de l'organisme. L'augmentation des échanges nutritifs a pu intensifier au niveau du cerveau la lutte contre le processus morbide, dont la dépression psychique était symptomatique, et hâter la guérison psychique. C'est du moins dans ce sens physiologique et non dans un sens psychologique, qu'il y a lieu d'expliquer la régression des troubles chez la malade SCHA.

Il est nécessaire d'étudier encore le mode de réaction du cerveau et du psychisme. Pour certains cas, KRAEPELIN se contente d'invoquer « le besoin de secours et de traitement, qui rend les malades plus accessibles et qui les détourne de leurs complexes idéatifs pathologiques. » Cette explication suffirait à la rigueur, nous l'avons vu, dans le cas des hémoptysies de la malade Pf. Elle s'applique avec une évidence plus grande à l'exemple suivant. Une maniaque, très agitée, fut atteinte d'une hydrosadenité suppurée très douloureuse de l'aisselle. Immédiatement la malade, qui d'ailleurs n'avait pas de fièvre, se calma complètement et montra une conduite normale pendant 3 jours. A peine les abcès avaient ils commencé à guérir, la malade devenait plus agitée qu'auparavant, et une poussée d'abcès ultérieure n'eut plus aucun effet sur son état mental. Nous admettons aisément que cette malade, effrayée par l'apparition d'abcès multiples accompagnés de douleurs très intenses, se soit laissée détourner passagèrement des niaiseries auxquelles elle se livrait habituellement.

Cependant KRAEPELIN aussi n'admet des explications de ce genre que dans une partie des faits. Quant aux autres, il pense à des modifications dans la nutrition de l'écorce cérébrale, donc à des mécanismes d'ordre purement physiologique.

M E Y N E R T ayant constaté avec d'autres auteurs des altérations anatomiques de la substance nerveuse cérébrale chez des malades morts de fièvre typhoïde voulait attribuer à des processus analogues la guérison des psychoses au cours de cette affection. BIRSCH-HIRSCHFELD pensait à des processus de régénération, de « Mauserung » au niveau de l'écorce du cerveau. EMMINGHAUS, dans son traité de psychopathologie, dit que « les phénomènes de combustion vive au niveau du cerveau, lors d'une maladie fébrile, détruisent parfois ces combinaisons moléculaires anormales, qui sont le substratum de l'excitation psychique. Même si les processus de dégénérescence anatomique des éléments nerveux ont déjà eu lieu, la fonction peut réapparaître, grâce à ce que d'autres cellules se chargent de son exercice. »

Mr. COURBON, à émis tout récemment la théorie suivante: Revue neurologique, mars 1923: La régression des troubles mentaux devant les maladies somatiques intercurrentes).

Partant de ce fait noté par le professeur PIC et mis en lumière pour les troubles neurologiques par v. MONAKOW dans sa théorie de la Diaschisis, qu'une fonction peut être très profondément perturbée malgré l'intégrité de la majorité de ses éléments anatomiques, il admet que de même en pathologie mentale, l'atteinte de quelques-uns des neurones chargés d'une fonction psychique peut troubler profondément celle-ci en inhibant le fonctionnement des neurones sains. Survient une affection intercurrente, elle agit avec une intensité particulière sur les neurones malades, qui du fait de leur atteinte antérieure présentent déjà une vulnérabilité particulière. Ils sont paralysés, et les neurones sains reprennent la fonction normale, l'inhibition étant supprimée. Si alors la maladie organique arrive à tuer les neurones malades, il y a guérison mentale complète, si non, avec la défervescence des troubles somatiques, les troubles mentaux réapparaissent.

Si il y a parfois guérison dans la démence, celle-ci ne peut se faire, d'après Mr. COURBON, que « parce qu'au fonctionnement vicieux de cellules irrémédiablement lésées s'est substitué celui de cellules saines, non pas néoformées, puisqu'il n'y a pas reproduction des parenchymes nobles, mais frappées jusqu'à ce jour d'inhibition. »

Malgré que la régression des troubles mentaux devant les maladies organiques soit un phénomène assez fréquent, dans la majorité des cas, on ne l'observe pas. Les maladies infectieuses atteignent fréquemment les aliénés; elles changent si peu l'état mental des sujets que souvent, comme la tuberculose, elles passent inaperçues jusqu'à une période avancée de leur évolution, où la déchéance somatique intense trahit leur présence. M. COURBON voit la cause de l'inconstance du phénomène dans la différence qualitative de la substance cérébrale des malades et dans la différence du mode réactionnel individuel dont la recherche lui paraît particulièrement importante en physiologie. En effet ce facteur individuel constitutionnel ne doit pas du tout être négligé. Si nous avons vu chez la malade Pf. deux régressions frappantes des troubles mentaux au cours d'incidents physiques, et jamais d'autres, il est difficile de nier chez cette malade une disposition spéciale à réagir à ces influences. De même, certains auteurs tels que BECKER et DONATH, ont insisté sur le fait que les déments précoces ou les paralytiques généraux améliorés avaient souvent montré déjà antérieurement une tendance spéciale aux rémissions.

Enfin, pour ne pas omettre un dernier facteur, WAGNER a rendu attentif à ce fait que la fréquence plus ou moins grande des guérisons au cours de la fièvre typhoïde est dans un certain rapport avec la gravité et la mortalité des épidémies, c'est-à-dire, la toxicité de l'infection. M. COURBON a raison d'insister sur l'importance qu'il y aurait à déterminer dans les essais sérothérapiques les doses toxiques qui sont nécessaires pour paralyser ou tuer les neurones cérébraux.

Une étude hypothétique de ces phénomènes mène naturellement à des considérations nombreuses. Il en est une que nous croyons assez importante. Il s'agit de la guérison tardive des malades mentales, notamment de la démence précoce. Ces guérisons tardives, rares, il est vrai, constituent néanmoins un phénomène bien curieux en pathologie mentale, embarrassant en médecine légale. Elles se sont produites sous des influences du genre de celles que nous venons de décrire; souvent elles sont tout à fait spontanées. Cependant, en Allemagne, KREUSER a rapporté les cas de 9 femmes, où une guérison tardive s'installait pendant la ménopause, et chez les hommes, ces guérisons surviendraient pour le même auteur, souvent à l'âge d'involution. KREUSER attribue le fait « à la diminution d'intensité des processus vitaux normaux et pathologiques » à cette époque de la vie. FROMMER a communiqué en 1914 le cas d'un dément précoce, interné après avoir présenté depuis de longues années des troubles mentaux, en 1891, à l'âge de 40 ans. A l'âge de 60 ans, c'est à dire depuis 1911, ce malade commença à s'améliorer progressivement. Négativiste, irritable, mutiste et presque inaccessible auparavant, il devint poli, accessible, reconnaissant des lettres et des envois de ses parents, capable de s'occuper pendant la journée, étudiant même, et conscient à un certain degré des troubles passés. Les facultés intellectuelles étaient assez bien conservées. En même temps, le malade montrait des signes nets d'artériosclérose: augmentation de la tension artérielle, agrandissement de la matité cardiaque à gauche, bruits cardiaques exagérés, traces d'albumine dans les urines, et surtout troubles aphasiques et légère agraphie, états vertigineux. L'auteur croit que la guérison tardive doit être attribuée dans ce cas à l'artériosclérose, qui a provoqué des modifications importantes dans la nutrition des organes et dans le métabolisme général, modifications qui ont lieu partout au cours de l'involution sénile. Il semble donc que le phénomène des guérisons tardives se rapproche beaucoup de ce qui fait le sujet de cette étude.

Les constatations au sujet de la catatonie ne peuvent pas manquer de jeter une lumière particulière sur ce syndrome mental; la discussion de l'observation de M. LEROY en est une preuve. Mais c'est là un sujet en dehors des limites de ce travail.

De ces considérations théoriques il semble que l'on peut déduire qu'il ne faut pas chercher une explication unique pour tous les cas. Ce qui dans certains cas apparaît comme la conséquence de phénomènes toxiques compliqués, apparaît dans d'autres comme dû à des troubles de circulation ou de nutrition cellulaire, et les mêmes effets, bien que passagers sont peut-être causés parfois par des phénomènes de choc d'ordre purement psychique.

6e CHAPITRE.

Les applications therapeutiques.

En montrant les conditions dans lesquelles une guérison des maladies mentales est possible, la nature semble avoir indiqué elle-même la direction à suivre dans leur traitement. Ceci n'a pas échappé aux spécialistes, et nombreux sont les essais de thérapeutique par lesquels on a tenté d'attaquer les maladies mentales en s'inspirant du phénomène étudié. On peut même dire que la majorité des tendances thérapeutiques ont consisté dans la provocation artificielle, à l'aide de différentes méthodes, des mêmes phénomènes qu'on avait vu déterminer spontanément la guérison des psychopathies. Mais presque toutes ces méthodes furent abandonnées quand, à côté de quelques succès encourageants on eut constaté des échecs parfois plus nombreux et aussi impressionnants.

A notre avis, il fallait s'y attendre. En effet, les phénomènes que nous venons d'étudier sont des faits relativement rares en comparaison des cas nombreux où il ne s'installent pas malgré la présence des mêmes conditions; or, comment espérer des proportions plus grandes de succès de leur provocation artificielle? On avait vu des maladies fébriles, des suppurations, des hémorragies juger la folie; mais dans beaucoup plus de cas, ces mêmes accidents n'avaient eu aucune influence sur sa marche, la précipitant parfois au contraire. En appliquant les saignées abondantes, en provoquant les suppurations prolongées, la fièvre, la leucocytose, en injectant des toxines microbiennes, ou en réalisant une réaction antitoxique de l'organisme, on pouvait au plus attendre la même fréquence de guérisons ou d'améliorations que lors d'une évolution spontanée de ces phénomènes, et ceci a été le cas; on a obtenu des réussites sinon exceptionnelles du moins relativement rares. Cela ne veut pas dire que de pareilles méthodes ne sont pas justifiées. Pourquoi, dans les cas désespérés ne saurait-on parfois avoir recours à elles pour obtenir au moins quelques rares chances d'une amélioration ? Jusqu'à présent ce sont les seules qu'on est en pouvoir de réaliser soi-même.

D'autre part, certaines méthodes peuvent être perfectionnées. En effet, si les infections amènent parfois la guérison de maladies mentales, ceci tient, comme nous l'avons vu, à des conditions plus intimes que ne sont les troubles grossiers dûs à l'invasion microbienne. Il faut tenir compte, avons-nous dit, du coëfficient réactionnel individuel du cerveau, en grande partie facteur constitutionnel, mais influencé aussi par la modalité clinique de la maladie mentale. C'est suivant le rapport qui s'établit entre lui et la toxicité de l'infection qu'il y a influence nulle, influence favorable ou influence défavorable de l'infection sur le psychisme. Mais le coëfficient étant différent d'un individu à l'autre, la dose toxique réalisant l'effet voulu varie pour chacun. Ce n'est que par hasard qu'elle est atteinte parfois dans les infections spontanées; avec les méthodes artificielles jusqu'ici pratiquées, où on donnait presqu'indifféremment les mêmes doses toxiques, l'effet dépend de même du pur hasard. Il devrait être possible d'arriver à des succès plus constants en trouvant une méthode où l'on procèderait par tâtonnements, en échelonnant les doses par exemple.

La plupart des méthodes essayées jusqu'à présent ont enfin le défaut d'être dangereuses en elles-mêmes. Provoquer une infection, une suppuration chez un individu, cela peut tourner dans le mauvais sens aussi bien que dans le bon. Nous nous en rendrons compte en passant en revue toutes ces méthodes, comme nous allons le faire dans la suite.

La saignée.

Les anciens se servaient beaucoup de la saignée pour le traitement des aliénés, et on faisait un tel abus de cette méthode que PINEL et ESQUIROL s'élevèrent violemment contre son application excessive. Cependant, ESQUIROL ne veut pas la proscrire complètement du traitement de la folie: « Elle « est indispensable aux sujets pléthoriques, lorsque la « tête est fortement congestionnée, lorsque des hémor- « ragies ou des évacuations sanguines ont été sup- « primées. Au début de la folie, s'il y a pléthore, si « le sang se porte violemment à la tête, si quelque « hémorragie habituelle est supprimée, on saigne lar- « gement, une, deux, trois fois; on applique des « sangsues aux jugulaires, aux temporales, on pose à « la base du crâne des ventouses scarifiées; plus tard, « les évacuations sanguines sont locales et employées « comme révulsives ou comme supplémentaires des « évacuations supprimées. »

Voici comment GUISLAIN posa les indications pour l'emploi de la saignée:

« Il est donc parfois utile chez les sujets bien « constitués atteints d'anxiété précordiale, d'instituer « une petite saignée au bras et de la renouveler à « des intervalles plus ou moins rapprochés; on diminue « par là l'oppression pulmonaire, on ne guérit pas, « mais on soulage le patient, on simplifie la maladie.

« Dans la mélancolie, plus que dans toute autre « vésanie, on ne saurait contester l'efficacité des dé- « plétions à l'anus. Chez les hommes d'un tempé- « rament veineux abdominal, ces dernières sont très « utiles. Le résultat en est d'autant plus satis- « faisant que le mélancolique est d'une constitution

« hémorrhoïdale plus prononcée qu'il est sujet à la « goutte, et que l'aliénation s'est déclarée au retour « d'une tempérence rectale.

« On a recommandé souvent l'application de « sangsues au périnée chez les femmes dont les règles « sont supprimées. Contrairement à l'opinion géné« rale, je dirai qu'on ne réussit guère dans des cas « pareils, à moins que le sujet ne soit d'une con« stitution veineuse, qu'il n'ait pas la peau natu« rellement bistre, les cheveux noirs. L'application de « sangsues à l'orifice des organes générateurs pré« sente trop de difficultés pour qu'on puisse la re« commander souvent. Je fais la déplétion au haut « des cuisses.

« J'ai le plus souvent recours à cette saignée « locale chez les hommes et chez les femmes, lorsque « les yeux ont une teinte jaunâtre, que la peau a un « aspect congestionné, que les lèvres sont livides, que « le pouls a de l'ampleur, que le patient éprouve des « angoisses et que sa maladie est caractérisée par « des accès d'abattement ou par des pensées « sinistres.

« J'évite les déplétions copieuses, je n'applique « que trois à quatre sangsues au bord de l'intestin; « après deux ou trois jours, je mets de nouveau trois « sangsues. Je laisse passer quelques jours, et je « réitère la déplétion. Grâce à ce traitement, toutes « les conditions favorables étant d'ailleurs réunies, « la carnation devient plus claire, la couleur repa« raît, des idées riantes font place aux sombres pré« occupations, et la volonté reprend son empire.

« Ne croyez pas toutefois, que cette médication « trouve un vaste champ d'application, elle n'est « réservée qu'à des cas spéciaux. »

La saignée fut encore recommandée par MEYNERT et SCHUELE dans le traitement de la Paralysie générale. KRAFFT-EBING l'a recommandée pour parer aux accès convulsifs dans cette maladie.

Aujourd'hui, on n'applique plus guère la saignée, « et si l'on en a abusé jadis, se prononce REGIS, « on peut dire qu'à l'heure actuelle on n'en use peut-être pas assez. » Cet auteur la trouve justifiée « dans certains cas, lorsque l'état congestif de l'encéphale est manifeste, ou lorsque le trouble psychique est lié à un processus toxique de l'organisme, comme dans certaines poussées aigues de la paralysie générale. »

La révulsion.

Par le traitement révulsif, très à la mode au milieu du siècle dernier, on essayait de déterminer artificiellement les effets favorables constatés parfois au cours de suppurations, de brûlures, de traumatismes et d'éruptions cutanées, chez les aliénés. Les cautérisations, les moxas, les sétons, les vésicatoires, les lotions et les pommades irritantes (mercure, tartre stibié) furent appliqués tous dans le but de provoquer une réaction inflammatoire plus ou moins étendue à la peau, avec prédilection au cuir chevelu et à la nuque, mais aussi sur les membres. Parfois on allait sans hésiter jusqu'à provoquer de grandes suppurations. « Toutes les fois que l'on redoute un état congestif habituel de l'encéphale, écrit Marcé, il ne faut pas craindre de provoquer une suppuration prolongée et profonde. » GUISLAIN employait « l'onguent stibié » chez les attristés, l'appliquant au crâne, aux bras, aux cuisses. « Dans le premier cas, on fait raser les cheveux au sommet de la tête sur une étendue de quelques pouces; on prend une drachme (3 gr.) de tartre stibié, qu'on mêle à une once (30 gr.) d'axonge de porc, et l'on en frictionne deux fois par jour la partie dénudée, jusqu'à l'apparition des pustules. On s'arrête aussitôt que l'éruption se manifeste, afin d'éviter la suppuration énorme et la dénudation du crâne, qui peuvent résulter de l'application trop soutenue de l'onguent stibié etc. » MEYER, de Gœttingen, s'est servi de la même méthode associée au traitement interne par iodures (4 grammes par jour de K. Cl.) chez ses paralytiques généraux. Il entretenait les suppurations provoquées dans la région de la grande fontanelle pendant plusieurs mois et rattacha à l'influence de ce traitement la guérison de 7 parmi 15 cas. D'autres se sont servis avec prédilection des pommades cantharidiennes.

En France, TRELAT avait déja publié en 1815 un cas de Paralysie générale guérie par le séton à la nuque. MABILLE en a publié un autre en 1886. L'utilité de la méthode fut reconnue encore par VOISIN dans son traité de la Paralysie générale. Citons ici à titre purement documentaire la technique telle qu'elle était suivie: On soulève un pli cutané large de 2—3 cm. et on le perce avec une aiguille, à travers le canal souscutané ainsi formé, on tire le séton constitué par une bande en soie ou en laine longue de 50 cm. environ, aux bords frangés. La bande restant appliquée sur la plaie, on procède au pansement, qui est renouvelé tous les jours dès que la suppuration a commencé. Chaque fois on tire une portion nouvelle de la bande à l'intérieur de la plaie; parfois elle est encore imbibée par des substances irritantes, afin d'intensifier la réaction cutanée inflammatoire. (D'après ENGEL)

Actuellement, ces méthodes sont tombées dans l'oubli. ESQUIROL s'était déjà montré très sceptique à leur égard. GRIESINGER avait rendu attentif à leurs grands dangers à l'époque où l'on s'en servait encore beaucoup (nécroses osseuses, gangrène etc.), dangers qui, à son avis, n'étaient nullement compensés par les quelques succès qu'on était en droit d'en espérer.

REGIS attribue pourtant encore une certaine valeur pratique à la révulsion, «excellente méthode thérapeutique à laquelle on n'a peut-être pas suffisamment recours dans les maladies mentales.» Il recommande, en particulier le séton à la nuque les vésicatoires, le thermocautère, les frictions irritantes, dans le traitement de la Paralysie Générale.

Azémar et Catala ont appliqué en psychiatrie, la méthode des abcès de fixation aseptiques à l'aide d'injections d'huile de thérébentine, méthode imaginée par FOCHIER. La suppuration est obtenue par une injection de 1—3 ccm ou même moins d'essence de thérébentine. ROZIES a publié des résultats encourageants de cette méthode qu'il applique dans la confusion mentale aigue et dans les délires toxiinfectieux. Mlle. PASCAL et LAURENT la recommandent pour l'examen du fond mental des aliénés.

Les médicaments fébricitants.

La régression des troubles mentaux sous l'influence des maladies fébriles a suggéré l'idée de provoquer la fièvre chez les aliénés à l aide de médicaments. C'est dans ce but que, d'après ESQUIROL déjà au début du siècle dernier, les médecins de Tubingue se servirent du muriate de mercure doux.

La propriété de l'acide nucléinique, reconnue par CHANTEMESSE et par v. MICULICZ, de provoquer de la fièvre et de la leucocytose, fut utilisée en psychiâtrie en 1907 et 1908 par FISCHER de Prague, qui appliqua ce médicament dans la clinique du Professeur v. Wagner chez les paralytiques généraux. Il injectait 0,5—3,0 gr. de Nucléinate de Soude en solution de 10 %. à des intervalles de 3 à 5 jours. Parmi les 22 malades traités, il observa 2 rémissions durant qulque mois et 1 de 9 mois et une de 2 ans. Dans une série de contrôle comprenant autant de malades non traités, il n'y eut aucune rémission. La survie des malades traités était de 15 mois en moyenne après le traitement, celle des malades non traités de 9 mois. Lorsque FISCHER appliqua ce même traitement à dix paralytiques au début, pensionnaires d'un sanatorium, il eut 5 rémissions, 3 de ces malades exerçaient de nouveau leur profession, mais tous récidivaient. Dans une série de contrôle, un seul malade eut une rémission spontanée à la suite d'une suppuration prolongée.

DONATH de Budapest, le même qui pratiquait la méthode des injections de sérum physiologique, employait la formule suivante:

Nucléinate de soude		
Clorure de sodium	ana	2,0
Eau stérilisée		100,0.

à injecter en une ou deux fois dans le tissu sous-cutané.

Il conseille le traitement à domicile et surtout dans la Paralysie Générale au début.

Voilà ses résultats :

La température des malades est montée lors de la première injection à 38,5% en moyenne, parfois jusqu'à 40°; elle est arrivée à cette hauteur en 4—10 heures, parfois 36 heures seulement après injection et s'y est maintenue pendant 3 jours environ. La deuxième injection fut faite après la chute de la fièvre, et ainsi de suite jusqu'à 8 injections et plus. La leucocytose était de 23 000 globules en moyenne, de 68 000 au maximum.

L'effet ressort de la statistique suivante :

Résultats	Nombre des malades	Wassermann + +	antérieurement traités au Mercure
Très améliorés jusqu'à reprise des fonstions.	10	4	3
améliorés	5	2	2
effet nul	6	5	2

En somme, il y eut donc effet favorable dans 70% des cas. Une deuxième série de 15 cas donnait 9 améliorations. «Ce qui est impressionnant dans ces rémissions, écrit DONATH, c'est la cessation des tremblements, l'amélioration de la mémoire, du calcul, la disparition des dysarthries.» Il a adopté plus tard la solution de 10% qu'il injecta après anesthésie locale à la Norvocaïne. D'autres auteurs n'ont pas eu des résultats aussi favorables dans la suite et ont même combattu la méthode, à cause de certaines aggravations passagères parfois observées et à cause des érythèmes douloureux dans la région injectée.

PLANGE, LOEWENSTEIN et KLIENEBERGER qui ont appliqué la même méthode après, n'en ont obtenu aucun effet et se sont même prononcés contre elle, tandis que HUSSELS de Landsberg rapporta en 1911 un succès frappant dans un cas de paralysie avancée.

En même temps que DONATH et FISCHER faisaient leurs essais sur les paralytiques généraux, LEPINE de Lyon avait essayé en 1907 des injections de nucleinate de soude dans le traitement des psychoses, encouragé par les constatations de CHANTEMESSE et de MICULICZ. La réaction fébrile et la leucocytose furent régulièrement observées chez tous les 60 malades traités. Dans l'épilepsie et dans les délires systématisés chroniques l'effet fut nul. Dans la confusion mentale aigue, il y eut 7 guérisons et améliorations, 5 aggravations, 3 morts, 8 cas sans effet. 4 déments précoces furent légèrement améliorés, 9 n'étaient pas du tout influencés, cependant au moment où la fièvre avait atteint son maximum d'intensité, M. LEPINE observait toujours une légère amélioration de l'état mental. Les malades auraient été plus vifs, plus actifs, plus orientés. Dans le service du professeur BLEULER à Zurich, ITTEN, qui ne connaissait pas les expériences de M. LEPINE, essaya la même méthode sur 9 déments précocés. L'effet fut nul dans tous les cas, et ITTEN résuma ses conclusions dans la phrase suivante : „La provocation artificielle de la fièvre et de la leucocytose par les injections de nucléinate de soude n'est pas capable de guérir ou d'améliorer la schizophrénie.»

Enfin, MM. COURBON et LASSABLIERE ont communiqué au Congrès d'Amiens de 1911, les résultats obtenus avec le nucléinate de soude en injections associés au traitement arsénical — 20 centigrammes de nucléinate dans 10 gr de sérum physiologique,

2 ccm de nucléoarsitol comme dose quotidienne pendant 15 jours — dans le traitement de l'asthénie physique et psychique. La méthode aurait donné des effets favorables. M. KAHN (discussion de la communication de M. Merklen) dit avoir constaté des améliorations par le nucléinate de soude chez des mélancoliques.

Des essais avec des injections de peptone (communication de M. Merklen) n'ont donné qu'un seul effet immédiat, mais passager à M. Laignel-Lavastine, chez des mélancoliques traités par cette méthode.

Par contre, MM. MERKLEN et MINVIELLE ont communiqué à la Société de Psychiatrie (Séance du 21 décembre 1922) l'observation d'un mélancolique, chez lequel une amélioration immédiate et considérable fut obtenue par les injections d'or colloïdal. La sédation des troubles céda la place à une nouvelle rechute 3 semaines après. Les auteurs voient dans ce résultat, bien qu'il ne fût que passager, une indication intéressante pour des recherches thérapeutiques ultérieures.

Le traitement par les toxines microbiennee.

L'Idée d'inoculer les maladies infectieuses elles-mêmes, dont on avait observé l'influence favorable sur les maladies mentales, a été la première fois réalisée par KOESTL en 1855, puis par SPONHOLZ et KIERNAN, qui, après des publications sur des épidémies de variole, révaccinaient tous leurs malades. L'effet fut insignifiant.

De même, parmi les 24 malades de ROSENBLUM atteints de fièvre récurrente, il y a eu 12 auxquels cette maladie avait été inoculée.

Mais le premier qui a conseillé l'application systématique de cette méthode, c'est WAGNER de Vienne en 1887. Il écrivait: «Serait-il justifié, d'appliquer d'une façon intelligente, dans le traitement des plychoses le moyen de thérapeutique usité par la nature dans la production des maladies infectieuses? Je crois devoir y répondre affirmativement. C'est par un de ses élèves, BOECK, et sous sa direction que furent faits les premiers essais, à partir de 1891. Les résultats ont été publiés par BOECK en 1895. Chez 33 malades, il injecta la tuberculine de Koch, chez 8 des cultures atténuées du bacille pyocyanique. L'effet fut favorable dans 15 cas chez les malades traités à la tuberculine, dans un seul cas, et d'une façon incomplète, chez les malades traités aux cultures atténuées du bacille pyocyanique. Tous les malades étaient du groupe des «AMENTIA», c'est à dire de la confusion mentale, maladie d'un pronostic essentiellement favorable. D'ailleurs, les essais au bacille pyocanique ne furent pas continués, après avoir donné lieu à des complications sérieuses (syncope)

Avec la tuberculine, par contre, les essais ont été répétés pendant de longues années chez les paralytiques généraux après que WAGNER et BOECK eux-mêmes eurent introduit à partir de 1896 la méthode dans le traitement de cette affection. PILCZ (de Vienne), autre élève de v. WAGNER, a publié en 1905 les résultats obtenus sur une première série de 66 malades, traités en 1900 et 1901. La méthode suivie fut celle-ci.

Il injecta à 2 jours d'intervalle 0,01, 0,02, 0,03 gr. etc. jusqu'à 0,1 de tuberculine au maximum; en général, il s'arrêta après avoir obtenu une réaction fébrile intense. Les résultats furent comparés avec une série de contrôle, comprenant également 66 malades.

La statistique suivante en donne une idée suffisante:

parmi 66 malades traités en 1900/01				
vivaient encore en 1905	sont morts:			
	la 1re année	la 2me année	la 3me année	après la 3me année
8	20	23	11	4
parmi 66 malades non traités.				
5	39	11	6	5

PILCZ avoue que jamais les résultats n'ont égalé ceux observés parfois au cours d'infections spontanées.

Plus tard PILCZ a perfectionné sa méthode, qu'il recommanda en 1909 à l'usage des praticiens dans le traitement à domicile. La formule indiquée par lui est:

Tuberculine: 1 partie
Glycérine: 4 parties
Eau dist. stéril.: 5 parties.

Il n'hésitait maintenant plus d'arriver jusqu'à 0,3 et 0,5 gr. de tuberculine, en montant chaque fois de 0,02 à 0,05 gr.

En même temps, il conseillait d'associer à ce traitement des injections de Salvarsan.

Les résultats observés par lui sur 86 paralytiques d'un sanatorium en Autriche, traités de cette façon, sont les suivants:

34: effet nul

20: pas de changement psychique, mais ralentissement apparent dans l'évolution de la maladie

9: rémissions incomplètes permettant le retour dans la famille

26: rémissions complètes permettant la reprise de la profession et la cessation de la curatelle.

Des succès impressionnants de la méthode furent communiqués encore par JOACHIM de Vienne: dix cas indiscutables de Paralysie générale guéris par les injections de tuberculine, avec changement de la réaction de Wassermann après le traitement — et par THEMINAKIS d'Athènes, qui faisait précéder ce traitement par 3 injections de „606", et avait 10 rémissions nettes sur 15 cas.

HARALD SIEBERT de Liebau recommanda encore en 1916 la même méthode, malgré qu'il n'eut obtenu que 3 rémissions appréciables chez 126 malades traités. Il espérait des effets plus grands d'un perfectionnement du traitement pyrétique, dont les effets actuels ne constituent que des tâtonnements. » Nous renvoyons pour plus de détails à la thèse de BOULOS (20, Bordeaux, 1918), sur le traitement de la P. G. à la tuberculine, méthode introduite en France par M. ANGLADE.

PILCZ avait déjà attiré l'attention sur la possibilité d'employer la tuberculine chez les déments précoces. Il avait lui-même obtenu un succès complet de cette méthode chez une jeune malade, qui présentait depuis 1 an des symptômes nets de démence précoce. TREIBER, de Landsberg, a appliqué alors la méthode de PILCZ chez 11 déments précoces, avec un échec complet. Deux malades présentaient une légère amélioration, mais ne supportaient pas le traitement, qui devait être supprimé après les premières injections, et dans le seul cas de rémission, une simple coïncidence fut presque certaine. Le même auteur a par contre insisté sur les dangers de la méthode chez les déments précoces, souvent porteurs d'une tuberculose latente, impossible à réconnaître. Aussi malgré une élimination sévère de tous les malades suspects de bacillose, avant le début des essais, une pneumonie tuberculeuse fut déterminée chez un des malades par les injections. L'auteur mettait sérieusement en garde contre l'emploi de la tuberculine dans la démence précoce.

WAGNER v. JAUREGG a enfin essayé chez les paralytiques les injections de cultures de staphylocoque. Les formes démentielles traitées de cette manière ne présentaient aucune modification de leur état mental, tandis que dans 13 formes maniaques une rémission nette se produisit. Dans 4 cas de ce genre seulement, la guérison était définitive. L'effet de cette méthode était plus tardif que dans le traitement à la tuberculine. D'ailleurs BRUCE avait déjà injecté des cultures atténuées du streptocoque pyogène chez les paralytiques généraux depuis 1901 et observait comme effet de ce traitement des ralentissement notable dans la marche de la maladie. Les injections de toxines de streptocoques ont été recommandées déjà par CATALA dans le traitement des psychoses, à des doses de 0,25 à 1 ccm, avant de provoquer l'abcès de fixation à l'huile de thérébenthine. FRIEDLAENDER (cité de BECKMANN) a employé à Jéna les cultures de bacilles typhiques, LAFARGUE de Bordeaux a obtenu la guérison d'une psychose toxique par la vaccination antityphique. Enfin la vaccination antityphique a donné une amélioration rapide dans 8 cas de mélancolie à M. LOGRE (voir communication de M. MERKLEN).

WAGNER v. JAUREGG a commencé dans ces dernières années des essais avec les inoculations de la fièvre tierce dans le traitement de la Paralysie générale, soit par la méthode des injections soit par celle des scarifications. Des essais du même genre ont été entrepris par WEICHBRODT, MUEHLENS, WEYGANDT, KIRSCHBAUM et NONNE en Allemagne. Parmi 9 cas traités à Vienne en 1917, 3 malades ont subi une rémission complète avec disparition de tous les troubles psychiques et se trouvaient encore en pleine santé (GERSTMANN) en 1922

La sérothérapie.

L'hypothèse que la régression des troubles mentaux au cours d'une maladie somatique intercurrente est due à la formation d'antitoxines dans le sérum des malades a été le point de départ de certaines tentatives sérothérapiques en psychiatrie. On est allé jusqu'à attribuer les maladies mentales elles-mêmes en partie à l'action de microbes spécifiques. C'est ainsi qu'au début du siècle ROBERTSON a découvert le fameux bacille paralytique, agent de la paralysie générale, dont l'existence fut vivement discutée pendant plusieurs années. La rémission était alors à considérer comme l'effet d'une action antitoxique énergique de l'organisme. Il n'y avait, pour combattre avec succès la paralysie générale, qu'à injecter aux malades du sérum de paralytiques en rémission. C'est cette méthode qui fut utilisée notamment par BRUCE, qui sur 8 malades traités comptait 3 rémissions intenses et durables.

ROBERTSON et M'RAC se servaient du sérum de moutons inoculés du bacille paralytique, O'BRIEN du sérum de chèvres inoculées. Ces auteurs voulaient avoir observé une amélioration de l'état mental chez la plupart des malades traités. Nous n'insistons pas d'avantage ici sur les expérimentations de l'école écossaise. ENGE, dans son travail sur le traitement de la Paralysie générale, en donne une description assez complète.

Les essais sérothérapiques de SICARD et POROT, qui se servirent d'injections de sérum de cheval antidiphtérique, antitétanique etc. pour traiter leurs paralytiques généraux, se rapprochent plus que les tendances anglaises cités ci-dessus du sujet de notre travail. SICARD aurait obtenu de cette méthode « des résultats qui comptent parmi les plus favorables. »

En résumé, toutes les méthodes thérapeutiques énumérées ont donné des résultats très inconstants et surtout incomplets. Certes, des succès encourageants ont été communiqués, mais les échecs, aux quels leur emploi à abouti, ont été beaucoup plus nombreux que les quelques réussites. Ceci ne tient pas à la fausseté en principe de ces tendances, mais à l'imperfection des méthodes à l'heure actuelle.

B. PARTIE MÉDICOLÉGALE.

Ier CHAPITRE.

La régression mentale devant les maladies intercurrentes et les intervalles lucides.

a.

La régression des troubles mentaux devant les affections somatiques intercurrentes peut être, nous l'avons vu, durable ou passagère.

Lorsqu'elle est durable ,elle peut constituer, suivant la suppression plus ou moins complète des troubles mentaux, une guérison médicale ou sociale. Au point de vue médicolégal elle ne mérite alors pas d'intérêt spécial. Il n'y a qu'à y appliquer la médecine légale des aliénés guéris et libérés en général.

Lorsque la régression est passagère, 2 cas peuvent se présenter. Dans le 1er il n'y a que sédation de certains troubles, par exemple de l'agitation et des réactions violentes du malade; mais les perturbations intellectuelles fondamentales; le délire, les troubles psychosensoriels, la démence persistent, bien qu'à un degré atténué. La situation médicolégale de ces sujets ne change pas; ils ne restent pas moins des malades mentaux.

Mais dans un second groupe de faits la régression bien que passagère, est beaucoup plus intense. Les hallucinations, les idées délirantes, l'excitation maniaque, la dépression, la confusion, l'incohérence, l'inhibition et la stupeur régressent d'une façon plus ou moins complète. Le sujet retourne à la lucidité, apprécie d'une façon exacte sa situation et les faits de son entourage, devient conscient de ses troubles passés, se préoccupe sensément de son avenir.

Que l'on remarque, par une observation rigoureuse, quelques stigmates ineffaçables des troubles mentaux antérieurs, ce qui n'est même pas toujours possible, ces sujets ne sauraient plus être considérés comme étant des aliénés. Ce sont des individus sensés, raisonnables, parfaitement capables de disposer d'une façon normale de leurs facultés intellectuelles.

C'est aux états de cet ordre que s'applique le terme d'intervalle lucide, et c'est là que reside toute l'importance de la régression des troubles mentaux devant les affections somatiques intercurrentes. Ainsi conçu, notre problème se confond d'une façon intime avec celui des intervalles lucides en général; son étude englobe forcément plus ou moins tout le chapitre de la médecine légale des intervalles lucides.

b.

Tout d'abord la régression des troubles mentaux devant les affections intercurrentes compte parmi les arguments le plus importants en faveur de l'existence réelle des intervalles lucides. Généralement admis autrefois, ces intervalles ont été récemment mis en doute, voire même niés, par des psychiâtres éminents.

Quel est en effet la définition de l'intervalle lucide? C'est, selon REGIS, le « retour temporaire, passager, et plus ou moins complet de la raison chez les aliénés. »

Peu importe ici la distinction de nature qu'on veuille faire entre l'intermittence, la rémission et le moment lucide; ce n'est que l'intensité de la régression des troubles qui décide s'il y a intervalle lucide ou non, et qui importe en médecine légale.

Or, voyons comment quelques psychiâtres ont envisagé la question. KRAFFT-EBING distingue les intervalles lucides 1. des intervalles entre une psychose guérie et sa récidive; 2. de la rémission qui est la sédation temporaire au cours d'une maladie mentale de certains parmi ses troubles avec persistance des autres.

« Ces intervalles lucides », dit l'auteur, « existent, « mais ils sont rares. L'observation superficielle con- « fond souvent avec eux les simples rémissions. Ils « sont à leur degré le plus parfait sous la forme « des périodes intercalaires entre 2 accès de folie pé- « riodique et possibles en particulier dans les formes « affectives de celle-ci et dans la démence aigue.

« Leur importance est nettement réduite du fait « que la maladie ne cesse qu'extérieurement, mais « continue au fond. Il est difficile de délimiter nette- « ment l'intervalle par rapport aux derniers troubles « de la folie en régression et aux premiers de celle « qui reprend. Il n'est pas rare que l'état lucide « n'est qu'hypothétique, le malade cachant, dissimu- « lant des symptômes morbides.

« L'apparence de la santé psychique n'en prouve « pas la réalité. Dans les cas de folie périodique il « serait encore le plus justifié de parler d'intervalles « lucides en considérant les intermittences. Or l'ob- « servation attentive montre même là, au bout de « quelques accès déjà, la persistance de modifications « profondes de l'activité cérébrale, de l'irritabilité « d'humeur, des troubles émotionnels sans cause, des « troubles du caractère etc. — — — »

HOCHE, dans son traité de médecine légale psychiâtrique écrit: « L'expérience montre que les ma-
« gistrats confondent les intervalles des psychoses pé-
« riodiques avec les anciens « lucida intervalla », dis-
« parus de la législation (voir plus bas); ces termes
« ne doivent pas être confondus. Il y a « lucida
« intervalla » au sens des anciens, lorsque les symp-
« tômes morbides les plus apparents — confusion,
« agitation etc. — régressent et que le malade de-
« vient passagèrement accessible, capable de causer
« et donnant à son entourage l'impression de n'être
« plus aliéné. — — Les intervalles lucides de ce
« genre n'existent pas — —. Tant que l'action pa-
« thogène persiste dans le domaine du cerveau atteint,
« ce que prouve l'évolution ultérieure des cas en
« question, ces courts intervalles de santé psychique
« apparente n'ont pas droit à une appréciation mé-
« dicolégale. Il n'est pas de même des intermittences
« de la folie périodique. »

REGIS, et avec lui la plupart des auteurs français (M. VALLON et M. LAIGNEL-LAVASTINE par exemple) groupent dans le chapitre des intervalles lucides les intermissions, les rémissions, et les moments lucides, cette dernière forme correspondant à-peu-près à l'intervalle lucide ancien, admis en conséquence par les psychiâtres chez nous.

Qu'on détache de ce terme les rémissions, qu'on n'y fasse pas rentrer les intermissions, les intervalles lucides existent et il est une condition bien connue qui peut en déterminer l'apparition: ce sont les affections somatiques intercurrentes. Que von KRAFFT-EBING invoque des erreurs de diagnostic possibles, des séquelles mentales toujours persistantes, ces intervalles existent néanmoins. Vu que les sujets qui les présentent, se conduisent en normaux, qu'ils réfléchissent sensément et apprécient normalement la réalité, qu'ils ne sont ni délirants ni hallucinés ni troublés d'une façon quelconque de leur esprit, on ne peut pas leur infliger le droit commun des aliénés.

REGIS à le mérite d'avoir insisté sur la réalité et l'importance des intervalles lucides, et de n'avoir cessé d'exiger pour eux le respect qui leur est dû de la part des magistrats.

2e CHAPITRE.

La législation des intervalles lucides.

a.

La terme d'intervalles lucides étant défini et leur existence étant admise, voyons comment les législations en tiennent compte.

Cette étude comprendrait à la rigueur 2 parties: le droit pénal, le droit civil. Or nous étudions ici essentiellement la médecine légale des intervalles lucides pendant les maladies intercurrentes. Les malades soumis à ces conditions étant dans l'impossibilité matérielle de nuire, leur responsabilité n'est jamais engagée; par conséquent il n'y a pas lieu de l'envisager. Dans notre étude il sera question uniquement de la capacité de ces sujets.

Selon v. KRAFFT-EBING la loi romaine admettait l'existence des intervalles lucides et déclarait valables les actes du Droit Civil, exécutés pendant ces états. L'empereur Justinian décréta la suspension temporaire de la curatelle pendant les intervalles, tout en maintenant le curateur en fonctions, afin de ne pas procéder de nouveau, avec chaque rechute, à la nomination de celui-ci. Pendant les intervalles lucides les aliénés étaient admis à faire des testaments et à déposer des témoignages.

Le Code Civil prussien, supprimé en 1900, admettait la capacité des aliénés pendant les intervalles lucides, pourvu qu'il n'y eût pas curatelle. (La curatelle en Prusse se rapprochait de notre interdiction.) Quant aux contrats délicats et urgents, le magistrat, devant lequel l'acte avait été exécuté, pouvait commettre un médecin-expert pour examen de l'état mental du sujet et nommer à ce dernier une assistance juridique. L'existence d'un état lucide était alors mentionnée dans le protocolle du contrat.

Le Code Civil allemand ne parle plus des intervalles lucides, ce qui est en partie justifié par sa conception de la curatelle.

Par contre le Code autrichien les admet (von KRAFFT-EBING et BLEULER). La preuve de leur existence au moment de l'exécution d'un acte permet de déclarer valable celui-ci, même si le sujet à été sous curatelle. Par contre, en s'inspirant peut-être de principes d'hygiène sociale, le Code autrichien exclut les sujets habituellement aliénés du mariage, même dans l'intervalle lucide, et le Code suisse, plus radical encore, interdit le mariage de l'aliéné, quelqu'il soit (BLEULER).

Voilà ce qu'on trouve dans quelques législations étrangères; étudions maintenant avec plus de détails, la législation française.

b.

Le Code Civil français range l'aliénation mentale parmi les causes d'interdiction et vise explicitement la question des intervalles lucides.

« Art. 489. — Le majeur qui est dans un état « habituel d'imbécillité, de démence ou de fureur, doit « être interdit, même lorsque cet état présente des « intervalles lucides. »

A défaut d'interdiction la loi permet de pourvoir le malade d'un Conseil judicaire.

« Art. 499. — En rejetant la demande en inter- « diction, le tribunal pourra néanmoins, si les cir- « constances l'exigent, ordonner que le défendeur ne « pourra désormais plaider, transiger, emprunter, « recevoir un capital mobilier ni en donner décharge,

« aliéner ni grever ses biens d'hypothèques, sans « l'assistance d'un Conseil qui lui sera nommé par « le même jugement.

Ajoutons les articles relatifs aux actes des interdits et des malades pourvus d'un Conseil.

« Art. 502. — L'interdiction ou la nomination « d'un Conseil aura son effet du jour du jugement. « Tous actes passés postérieurement par l'interdit, ou « sans l'assistance du Conseil, seront nuls de droit.

« Art. 503. — Les actes antérieures à l'inter- « diction pourront être annullés, si la cause de l'inter- « diction existait notoirement à l'époque où ces actes « ont été faits.

Les actes des sujets non interdits, d'ailleurs atta- quables par n'importe qui pour non-consentement à cause de démence, à l'exclusion toutefois des héritiers, sont encore visés dans l'article 504.

« Art. 504. — Après la mort d'un individu, les « actes par lui faits ne pourront être attaqués pour « cause de démence qu'autant que son interdiction « aurait été prononcée ou provoquée avant son décès « et que la démence ne résulte de l'acte même qui « est attaqué.

Les aliénés internés jouissent d'une disposition spéciale contenue dans la loi du 15 juin 1838.

« Art. 39 de la loi de 1838: — Les actes faits par « une personne placée dans un établissement d'aliénés « pendant le temps qu'elle y aura été retenue, sans « que son interdiction ait été prononcée ni provoquée, « pourront être attaqués pour cause de démence, con- « formément à l'article 1304 du Code Civil. — — —

En matière de donations et de testaments l'ar- ticle 901 décide:

« Art. 901: = Pour faire une donation entre vifs « ou un testament, il faut être sain d'esprit.

Enfin le mariage est réglé dans l'article 146.

« Art. 146: — Il n'y a pas mariage, lorsqu'il n'y « a point de consentement.

C.

Ainsi devant la loi les aliénés se divisent en trois catégories:

1. les interdits et les malades pourvus d'un Conseil judicaire,
2. les internés,
3. les aliénés ni internés, ni interdits.

Pour ce qui est des interdits, leurs actes sont nuls de droit. Ce n'est pas l'aliénation qui détermine leur incapacité, mais l'interdiction. La présence d'intervalles lucides n'a pas d'intérêt dans ce cas.

Cependant la question est controversée quant aux actes qui ne comportent pas la représentation par un mandataire (FOIGNET), notamment le mariage, les testaments, la reconnaissance d'un enfant naturel. Ces actes pourraient donc être reconnus valables par les magistrats, suivant le point de vue qu'admettent ceux-ci; mais s'ils ne sont pas nuls de droit, ils sont toujours annulables en vertu des articles correspondants (901 pour les testaments, 146 pour le mariage, 339 pour la reconnaissance d'enfants). Voir au sujet de cette question les traités du Droit Civil de PLANIOL et de DEMOLOMBE.

La situation des sujets pourvus d'un Conseil judiciaire se rapproche de celle des interdits, avec cette différence que les droits suivants leur restent conservés:

1. se marier, exercer la puissance paternelle et la puissance maritale;
2. faire un testament;
3. reconnaitre un enfant naturel;

4. faire un contrat de mariage dans la mesure de sa capacité ordinaire;
5. toucher ses revenus, en donner quittance et en dispposer;
6. vendre les récoltes et les meubles qui sont sujets à un prompt dépérissement.

Pour ce qui est des aliénés internés non interdits, leur capacité n'est pas diminuée juridiquement; mais leurs actes sont annulables pour cause de démence, l'internement constituant une présomption pour celle-ci. Mais l'annulation ne peut être demandée que par l'aliéné lui-même ou après samort par ses héritiers. Aucun acte ne mérite une considération spéciale.

La présomption de démence, il est intéressant de le retenir, fait donc que dans le cas de l'internement l'héritier peut attaquer l'acte fait par l'intéressé alors même que l'acte n'était nullement dementiel.

Les actes des aliénes ni internés ni interdits sont annulables et peuvent être attaqués par n'importe quelle personne intéressée, sauf les héritiers, Ceux-ci ne peuvent invoquer la nullité qu'après la mort du sujet, 1. lorsque l'acte porte en lui-même les signes de l'aliénation; 2. lorsque l'interdiction avait été demandée avant la mort du sujet; 3. simplement pour cause de démence s'il s'agit d'une donation autre vifs ou d'un testament.

Le Code Civil français ne mentionne donc les intervalles lucides que pour dire qu'ils n'empêchent pas l'interdiction. Mais tant qu'il n'y a pas interdiction, la démence devant être prouvée au moment de l'acte même qui est attaqué, l'annulation peut être empêchée du fait de l'existence d'un intervalle lucide.

3e CHAPITRE.

Pratique de l'expert devant la régression mentale.

a.

Il résulte de l'étude de la Loi, que la notion des intervalles lucides peut intervenir

1. pour les aliénés interdits, à la rigueur, lorsqu'il s'agit de testaments, de reconnaissance paternelle, de mariage.
   pour les aliénés pourvus d'un Conseil judiciaire dans les cas énumérés au chapitre précedent;
2. pour les aliénés internés, non interdits, dans tous les cas, la preuve d'un intervalle au moment de l'exécution d'un acte étant un argument de défense de ce dernier;
3. pour les aliénés ni internés ni interdits de même dans tous les cas.

Dans tous ces cas le magistrat, en se basant sur le fait de l'existence d'un intervalle, peut reconnaître la validité d'un acte attaqué. Pour se renseigner sur l'état mental du sujet, il a recours au médecin-expert; au moins il devrait en être ainsi. Cependant, d'après Régés: «Tandis que les magistrats « n'hésitent pas à ordonner de façon courante l'ex« pertise quand il s'agit d'établir la résponsabilité « d'un criminel, ils ne font presque jamais appel à « cette expertise quand il s'agit d'établir l'état men« tal d'un donateur ou d'un testateur. »

Le médecin-expert doit s'inspirer de la notion des intervalles lucides. Il doit les rechercher succinctement. Parfois il peut prouver leur existence réelle, mais ceci est le cas le plus rare. S'il n'en a pas des preuves absolues, il recherche les conditions qui ont pu déterminer l'apparition d'un intervalle. Si le sujet était atteint d'une affection somatique grave — fébrile, traumatique etc. — ou s'il était dans l'agonie, c'est un argument en faveur de l'existence d'un intervalle lucide, et par conséquence de la non-existence de folie au moment où l'acte fut exécuté.

b.

Passons en revue enfin quelques actes qui méritent une attention spéciale, à savoir le mariage, les testaments, la reconnaissance d'enfants, le témoignage.

En principe le mariage est admis en France, lorsqu'il est conclu pendant un intervalle lucide.

M. Vallon a discuté le cas du mariage in extremis. Un sujet pressentant sa mort imminente, se marie soit pour légitimer un enfant naturel, soit pour faire passer de droit sa fortune à l'époux, soit pour une autre raison quelconque. Dans cette condition on se demande si même en dehors de toute aliénation antérieure la nullité pour cause de démence ne peut être invoquée du fait de l'obnubilation fréquente de l'esprit des malades dans l'agonie. Si cette observation est juste, il faut tenir compte aussi du fait que chez les aliénés l'inverse peut se produire, c'est-à-dire, le retour à la raison dans l'agonie.

Les testaments sont annulables pour cause de démence; mais même l'interdiction n'empêche pas de droit, selon la plupart des jurisconsultes (Régis) qu'ils soient valables. Il faut donc pour obtenir l'annulation d'un testament, prouver l'aliénation mentale au moment de son exécution, ni avant ni après.

Or les sujets qui sont atteints d'une maladie somatique grave ou fatale, font très souvent des testaments. Lorsqu'il s'agit d'un aliéné, il y a donc des chances, étant donné le caractère sensé du testament que celui-ci ait été fait à l'époque d'un retour passager à la lucidité. Le diagnostic rétrospectif de la régression des troubles mentaux ne nous semble d'ailleurs pas trop difficile, ces sujets ayant été du fait de leur atteinte physique ou encore du fait d'un internement continuellement observés par des médecins compétents.

La reconnaissance paternelle ou maternelle d'enfants est permise à tous les sujets, même aux interdits, le législateur ayant pensé qu'il s'agit là d'un acte qui ne peut être exécuté que par le sujet lui-même. Mais, d'après l'article 339 du Code Civil, n'importe qui peut invoquer la nullité de la reconnaissance pour manque de sincérité, pour présomption de démence. Dans ce dernier cas encore, la démence doit être prouvée. Il ne faut pas perdre de vue la possibilité d'un intervalle lucide, lorsque le sujet a reconnu l'enfant pendant une maladie fébrile ou avant sa mort.

Le témoignage des aliénés en justice est admis chez nous à l'encontre d'autres législations. Les juges lui attachent la valeur très restreinte qui résulte de l'état mental du témoin.

M. LALANNE, dans son excellent rapport sur la valeur du témoignage des aliénés en justice, a fait très brièvement allusion aux intervalles lucides. Nous reproduisons ici le passage de son travail.

« Nous n'insisterons pas sur la question des inter-
« valles lucides, car nous estimons avec Krafft-Ebing,
« que leur valeur est notablement réduite par ce fait
« que la maladie ne cesse qu'extérieurement, qu'il est
« difficile, pour ne pas dire impossible, de séparer
« nettement l'intervalle lucide des derniers symp-
« tômes de la maladie guérissante et des premiers de

« celle qui recommence; que souvent l'état lucide est « purement hypothétique, car le malade cache, dissi- « mule des symptômes morbides. D'ailleurs, là encore « comme quand il s'agit de rémissions, l'intervention « du médecin-expert paraît indispensable. »

M. Lalanne a raison d'insister sur la prudence qui est nécessaire dans le diagnostic des intervalles lucides et sur l'utilité de l'expertise médicale. Mais lorsqu'il y a réellement intervalle ou lorsqu'il en existe des présomptions sérieuses, le témoignage fait par un aliéné nous semble, de par ces raisons, singulièrement appuyé.

Conclusions

A. Au point de vue clinique.

1. La régression des troubles mentaux au cours d'une maladie somatique intercurrente est un fait d'observation assez fréquente.

2. Elle peut-être partielle et ne consister qu'en une sédation de certains de ces troubles. Elle peut aussi être totale et rendre au sujet l'exercice normal de ses facultés intellectuelles. Souvent elle n'est que passagère, ne dépassant pas la période d'acmè d'une maladie fébrile ou ne s'étendant pas au delà de la convalescence de l'affection organique. Mais elle peut être durable et se maintenir pendant des mois, des années ou même être définitive, constituant alors la guérison de la maladie mentale.

3. Elle s'observe le plus souvent dans les états maniaques et mélancoliques, dans la confusion mentale et les psychoses aigues. Elle se rencontre encore dans la démence précoce, surtout catatonique, et dans la paralysie générale, au début de son évolution. Elle est exceptionnelle dans les formes avancées de la démence précoce et dans les délires systématisés chroniques; elle n'a pas été observée dans les états terminaux de démence paralytique et ni dans les démences séniles et organiques, ni dans l'idiotie et l'imbécillité.

4. Le plus souvent elle est déterminée par des maladies infectieuses aigues et fébriles, en particulier la fièvre typhoïde, la grippe, l'érysipèle et le paludisme. Mais le même effet peut être produit par les suppurations, notamment dans la paralysie générale, et par la tuberculose pulmonaire, notamment chez les catatoniques. Plus rarement elle est due à des traumatismes et à des hémorragies.

5. L'influence des maladies intercurrentes peut être dérivative, substitutive, ou due à ses toxines ou aux antitoxines, dont elle détermine la formation dans l'organisme. La réaction mentale peut être due aux modifications de nutrition ou à des phénomènes d'inhibition ou de mort cellulaire au niveau du cerveau. Aucune des hypothèses émises jusqu'à présent n'est entièrement suffisante. Peut-être le mécanisme n'est-il pas le même pour tous les cas.

6. Cette notion a inspiré diverses méthodes de traitement des maladies mentales: la provocation artificielle des maladies intercurrentes au cours desquelles la régression a été observée; la provocation de certains troubles que ces maladies déterminent, tels la fièvre, la leucocytose, la formation d'anticorps. Aucune des tentatives essayées jusqu'à présent: révulsion, suppuration, médication pyrétique, vaccinothérapie et sérothérapie, n'a donné des résultats constamment satisfaisants, échec dû peut-être à l'insuffisance de nos connaissances sur les conditions intimes de ces régressions.

B. Au point de vue médicolégal.

1. L'importance médicolégale de la régression des troubles mentaux devant les affections somatiques intercurrentes réside dans le fait que ces régressions peuvent constituer des intervalles lucides, au sens rigoureux du mot, c'est-à-dire capables d'aller jusqu'à la disparition complète des troubles mentaux.

2. Ces intervalles lucides ainsi conditionnés par une maladie organique intercurrente méritent donc d'être pris en considération au point de vue médicolégal, si non en matière criminelle, car le sujet est alors dans l'impossibilité matérielle de nuire, du moins en matière civile.

3. Leur existence devra par conséquent être recherchée comme un argument de plus en faveur de la validité de certains actes attaqués pour démence;

a) chez des aliénés internés ou en liberté, mais non interdits, lorsque l'acte ne porte pas en lui l'empreinte de la démence, car un tel acte n'est pas nul de droit;

b) chez des aliénés même interdits, lorsqu'il s'agit de testament, mariage, reconnaissance d'enfant, si, comme le prétendent certains juristes (DEMOLOMBE) l'interdiction n'inflige pas la nullité de droit à ces actes sous prétexte qu'ils ne peuvent pas être accomplis par un mandataire;

c) chez les aliénés interdits ou non, en cas de témoignage.

4. Le médecin étant seul compétent pour diagnostiquer l'existence d'une maladie organique, cette notion de la régression des troubles mentaux devant les maladies organiques intercurrentes, est un argument de plus en faveur de la nécessité absolue de l'expertise médicale dans la procédure d'annulation des actes pour cause de démence.

Vu: le Doyen: G. WEISS.

Vu: le Président de la thèse: CHAVIGNY.

Vu et permis d'imprimer:
Le Recteur de l'Académie de Strasbourg:
S. CHARLÉTY.

Index bibliographique

(par ordre alphabétique des noms d'auteurs)

Aëtius — Tetra II Serie 2e, Chap. 4e, cité chez Lehmann.

Azémar et Catala — cités chez Régis.

Bach — in Gravells Notizen VIII. 601, année 1855.

Becker — Ueber den Einfluss des Abdominaltyphus auf bestehende geistige Erkrankung, Allg. Zeitschrift für Psychiatrie 69, 1912, p. 799.

Beckmann — Ueber die Einwirkung fieberhafter Krankheiten auf die Heilung von Psychosen unter besonderer Berücksichtigung des Erysipels. Thèse de Kiel. 1914.

Berthier – La fièvre dans ses rapports avec l'aliénation mentale: Ann. médicopsychologiques 1861, 1.

Berti — Cité par Sepilli et Marigliano. [Arch. ital. di frenopath. 1878; voir dans le travail de Wagner 1887.

Birch-Hirschfeld — Cité chez Wagner (1887).

Bleuler — Lehrbuch der Psychiatrie, Berlin 1920, 3. Auflage.

Bleuler — Dementia praecox, in Aschaffenburgs Handbuch der Psychiatrie, Leipzig 1911. (p. 382, 383.)

Boeck — Versuche über die Einwirkung künstlich erzeugten Fiebers auf Psychosen; Jahrbücher für Psychiatrie 14, 1896, p. 199.

Boulos — Traitement de la Paralysie Générale par la Tuberculine; Thèse de Bordeaux 1918.

Browning and Mc Kenzie — On the Wassermann reaction and especially its significance in relation to the General paralysis; Journal of mental science 1909.

Bruce — Clinical and experimental observations upon general paralysis; British medical Journal 1901.

Brunet — De la fièvre typhoïde chez les aliénés; Thèse de Nancy 1880.

Campbell — Sur l'action de la fièvre typhoïde chez les aliénés, Journal of Mental Science 1882, in Ann. med. psych.

Camuset — Des modifications observées dans l'état mental de certains aliénés atteints de choléra; Ann. méd. psych. 1892.

Claude et Mlle Badonnel — Arrêt brusque d'un accès maniaque à l'occasion d'une thrombose artérielle. Communication à la Société clinique de médecine mentale 19. 2. 23. Encéphale avril 1923.

Courbon et Lassablière — De l'association médicamenteuse du Nucléïnate de Soude et de l'Arsénic, contre l'asthénie physique et psychique; Communication au Congrès d'Amiens 1911, résumé in Revue de Psychiatrie du 15 août 1911.

Courbon — De la régression des troubles mentaux devant les maladies somatiques intercurrentes; Revue Neurologique 1923, mars, p. 237.

Cullerre — Contribution à l'étude de la Tuberculose chez les Aliénés; Ann. méd.-psych. 1876 p. 161.

Dagonet — Traité des maladies mentales, Paris, Baillière et fils 1862, 1876, 1894.

Damaye — Troubles mentaux occasionnés par la grippe; troubles mentaux guéris par la grippe. Ann. med. psych. 1919, N° 5.

Demolombe — Traité du Droit Civil Tome VI, N° 49; cité chez Planiol.

Donath — Behandlung der progress. allg. Paralyse durch Nucleïninjektionen; Wiener klin. Wochenschrift 1909, N° 38.

Doutrebente — Des différentes espèces de rémissions qui surviennent dans le cours de la Paralysie Générale progressive; Ann. méd. psych. 1878, p. 161 et 321.

Emminghaus — Allgemeine Psychopathologie, Leipzig 1878.

Enge — Die Behandlung der progress. Paralysie; Zeitschr. f. d. gesamte Neurologie u. Psychiatrie, Réferate IV, 1912, p. 529.

Esquirol — Traité des maladies mentales;

Falret — Des maladies mentales et des asiles d'aliénés Baillière et fils 1864.

Fiedler — Ueber den Einfluss fieberhafter Krankheiten auf Psychosen; Deutsches Archiv für klinische Medizin 26 1880, p. 274.

Fischer — Communication faite à société des médecins de Bohême, in Wiener klin. Wochenschrift 1911, N⁰ 8, p. 298.

Fleming — Zur Prognose der Dementia paralytica. Irrenfreund 1877, N⁰ 1 et 2.

Foignet — Manuel élémentaire du Droit Civil, Paris, Rousseau 1914.

Friedlaender — Ueber den Einfluss des Typhus abdominalis auf das Centralnervensystem. Monatsschrift für Psychiatrie und Neurologie VIII, 1900, p. 60.

Frommer — Ein durch seinen Verlauf und seine Spätgenesung beachtenswerter Fall von Katatonie; Zeitschrift f. d. ges. Neurologie u. Psychiatrie 25, 1914, p. 107.

Gaye — Schilderung eines in der Irrenanstalt bei Schleswig in den Jahren 1846 u. 1847 epidemisch aufgetretenen gastrischen und typhösen Fiebers. Allg. Zeitschrift. für Psych. 9, 1852, p. 173.

Gilbert-Ballet — Traité de pathologie mentale; Paris, Doin 1903.

Gerstmann — Sur l'influence de la malaria tertiana sur la paralysie progressive. Zeitschr. f. d. ges. Neurol. und Psychiatrie 74, 16. 1. 22, analysé par Mourgue in Encephale 1922, avril, p. 251.

Girard — De l'influence des fièvres intermittentes sur l'épilepsie et sur la folie. Ann. méd. psych 1846, p. 83.

Goodall et Bullen — Effets d'une maladie intercurrente sur les désordres mentaux; Journal of mental science 1895, résumé in Ann. méd. psych. 1898, VIII, 8.

Goodner — Typhoïd fever among the insane; Medicine, vol. III. N⁰ 2, cité chez Friedländer.

Gordon — Influence de la grippe sur l'épilepsie; New-York med. Journal, 15. 6. 1920. 849, analysé in Revue Neurologique 1922, octobre, p. 1309.

Griesinger — Pathologie u. Therapie der psychischen Krankheiten, Braunschweig 1871.

Guislain — Leçons orales sur les phrénopathies, IIe édition 1880.

v. Halban — Zur Prognose der progress. Paralyse. Jahrb. f. Psychiatrie 22, 1902, p. 358.

Hippocrate — Coacae praenotiones, traduction latine par Dureto, cité chez Friedlaender.

Hoche — Handbuch der gerichtlichen Psychiatrie, Berlin 1901.

Hussels — Ueber die Behandlung der progr. Paralyse mit Natr. nucleinic; Archiv f. Psychiatrie 48, 1911, p. 1113.

Itten — Heilversuche mit Nucleininjektionen bei Schizophrénie. Zeitschr. f. ges. Neur. u. Psych. 5, 1911, p. 384.

Janet — Les médications psychologiques, Paris. Alcan.

Jaspers — Allgemeine Psychopathologie, Berlin, 1920.

Joachim — in Wiener klin. Wochenschrift 1914, N° 44, p. 1408.

Karrer — Ueber Typhus bei Geisteskranken. Allg. Zeitschr. f. Psychiatrie 44, 1888.

Kelp — in Psychiatr. Korrespondenzblatt 1864, p. 214, cité chez Lehmann.

Mc. Kenzie — voir Browning and Mc. Kenzie.

Kiernan — in Centralblatt für Nervenheilkunde 1884.

Klieneberger — Behandlung der progr. Paralyse mit Natr. nucleinicum. Berliner klin. Wochenschrift 1911, N° 48.

Koestl — in Korrespondenzblatt der deutschen Gesellschaft f. Psychiatrie 1856; voir chez Wagner 1887.

Kraepelin — Lehrbuch der Psychiatrie, 8. Auflage, 1909-1913.

v. Krafft-Ebing — Lehrbuch der gerichtlichen Psychopathologie; Stuttgart 1875.

v. Krafft-Ebing — Die zweifelhaften Geisteszustände vor dem Civilrichter; Erlangen 1873.

v. Krafft-Ebing — Die progressive allgemeine Paralyse, Spezielle Pathologie u. Therapie.

Krell — Typhus in Grosschweidnitz; Psychiatr. Neurol. Wochenschrift 1909/10. N° 9 u. 10.

Kreuser — Spätgenesungen bei Geisteskrankheiten. Allg. Zeitschr. f. Psych. 57. p. 771.

Lafargue — Thèse de Bordeaux 1912, cité chez Régis.

Laignel-Lavastine, Barbé et Delmas — La pratique psychiatrique; Baillière et fils, 1919.

Lalanne — La valeur du témoignage des aliénés en justice, Rapport au Congrès d'Amiens, 1911.

Lannois — Epilepsie et fièvre typhoïde; Revue de médecine XIII. 1893, 6, p. 492.

Latapie — Quelques remarques à propos de l'épidemie de grippe de 1918 à l'asile de St. Yon; Revue Neurologique de 1919.

Lehmann — Zur Frage über den günstigen Einfluss acuter Krankheiten auf den Verlauf von Geistesstörungen. Allg. Zeitschr. f. Psych. 43, 1887.

Lépine — in Lyon medical de 1910.

Leroy — Disparition 2 mois avant la mort par Tuberculose aigüe, de tout symptôme catatonique chez une jeune malade présentée à la société en 1908 et 1910. Communication à la Société clin. de méd. ment. 20 avril 1922. Encéphale 1922, p. 311.

Leroy — Guérison d'un accès mélancolique à la suite d'une pleurésie; Société clinique de méd. mentale 17. 7. 1922. Encéphale oct. 1922, p. 529.

Loewenstein — Zur Behandlung der progress. Paralyse mit Nucleinsäureinjektionen. Berliner klinische Wochenschrift 1911, N⁰ 16.

Mabille — Paralysie générale guérie par le séton à la nuque et la suppuration prolongée; Ann. med. psych. 1881. 64.

Macload — in Journal of Mental science 1897, N⁰ 25, p. 195.

Maillard et Brune — Epilepsie et grippe. Presse Médicale 1919, N⁰ 70.

Marandon de Montyel — De la fièvre typhoïde dans ses rapports avec la folie; Ann. méd. psych. 1883.

Marcé — Traité pratique des maladies mentales. Baillière et fils 1862.

Menninger — Gripppe et epilepsie; American Journal of Med. science; 1921, N⁰ 6, p. 884; analysé in Revue Neurologique 1922, octobre, p. 1309.

Pr. **Merklen et Minvielle** — Effets transitoirement favorables du choc thérapeutique chez un déprimé mélancolique anxieux avec vagotonie. Société de Psychiatrie 21. 12. 1922; Encéphale 1923, janvier, p. 59.

Metz — Heilung einer Paranoia nach Influenza. Neurologisches Centralblatt 9, 1890, p. 201.

Meyer — Die Behandlung der allg. progr. Paralyse; Berliner klin. Wochenschrift 1877, N⁰ 21.

Meynert — Klinische Vorlesungen über Psychiatrie 1890, p. 259. Cité chez Wagner 1887 et chez v. Halban.

v. **Mikulicz** — Versuche über Resistenzvermehrung des Peritoneums etc.; Archiv f. klin. Chirurgie 73, 1904, vol. 2, p. 347.

Moreira — Pandémie grippale à l'hôpital National et son influence sur le cours des maladies mentales. Arch. Brasil. de Medicina., mai 1919; résumé in Revue Neurol. 1920, p. 413.

Mosher — Mélancolie guérie à la suite d'une pleurésie ; Amer. Journal of Ment. Insanity, oct. 1891; résumé in Ann. med. psych. 1893.

Nasse — Neue Beobachtungen über den Einfluss des Wechselfiebers auf das Irresein; Allg. Zeitschr. f. Psychiatrie 21, 1864.

Nasse — Ueber die Beziehungen zwischen Typhus u. Irresein; Allg. Zeitschr. f. Psychiatrie 27, 1871.

O'Brien — Experimental observations into the etiology and treatement of paresis; Amer. Journal of Insanity 65.

Oebeke — Klin. Beiträge. Allg. Zeitschr. f. Psychiatrie 26, 1870.

Oebeke — Ueber Schädeleinreibungen bei allgem. fortschreitender Paralysis, cité chez v. Halban.

Oks (et Rosenblum) — Ueber die Einwirkung fieberhafter Krankheiten auf den Verlauf von Psychosen. Archiv f. Psychiatrie X, 1880.

Ollivier et Teulière — Note sur les rapports de la grippe et de l'épilepsie; Gazette des hôpitaux 92, 1919, N° 57, p. 901. résumé in Revue Neurologique 1919, p. 413.

Mlle. Pascal et Laurent — Abcès de fixation et examen du fond mental; Ann. med. psych. 1922, 2, p. 328.

Pellissier — De l'influence des maladies infectieuses intercurrentes sur la marche de l'épilepsie; Thèse de Montpellier 1898.

Pick — in Prager mediz. Wochenschrift 1879, N° 14, cité de Friedlaender.

Pilcz — Ueber Heilversuche bei Paralytikern; Jahrbücher f. Psychiatrie 25, 1905, p. 141.

Pilcz — Zur Tuberkulinbehandlung der Paralytiker; Psych.-Neurol. Wochenschrift 1909/10, N° 49.

Pilcz — Zur Tuberkulinbehandlung der Paralytiker; Wiener klin. Wochenschrift 1907, N° 30.

Pinel — cité chez Berthier.

Plange — Heilversuche bei Paralytikern; Allg. Zeitschr. f. Psychiatrie 68, 1911, N° 2.

Planiol — Traité du Droit Civil; Paris 1911, page 633.

Prieger — Heilung der Epilepsie durch Typhus; Allg. Zeitschrift für Psychiatrie 30, 1877.

Quérinaud — Thèse de Bordeaux 1884; cité chez Friedlaender.

Régis — Les intervalles lucides au point de vue de la capacité civile des aliénés; Encéphale 1886.

Régis — Précis de Psychiatrie, 6e édition, Paris, Doin 1923.

Rogues de Fursac — Manuel de Psychiatrie, 6e édition, Alcan 1923.

Robertson and M'Rae — Observations on the treatement of general paralysis and tabes dorsalis by vaccines and antisera; Review of Neurology and Psychiatry 1907.

Roziès — A propos des abcès de fixation, Ann. med. psych. mai 1921, p. 413.

Schlager — in oesterreichische Zeitschrift f. prakt Heilkunde 1857, N⁰ 33—35, cité chez Friedlaender.

Schüle — Beiträge zur Kenntnis der Paralyse; Allg. Zeitschrift f. Psychiatrie 32, 1875, p. 581.

Schüle — Handbuch der Geisteskrankheiten. 1878, p. 326.

Sczypiorski — Accès de lypémanie guéri par l'apparition d'un érysipèle de la face; Ann. médicopsychologiques 1891.

Séglas — De l'influence des maladies intercurrentes sur la marche de l'épilepsie. Thèse de Paris 1892, cité chez Friedlaender.

Siefert — cité chez Fiedler.

Sicard — Le programme thérapeutique de la Paralysie Générale. La médecine; novembre 1922, p. 102.

Siebert — Ueber die Tuberculinbehandlung der Paralyse; Monatsschrift für Psych. u. Neurol. 1960, vol. 40. p. 230.

Percy Smith — fièvre typhoïde chez les aliénés; Journal of ment. Science 1887.

Sponholz Ueber den Einfluss somatischer Affektionen auf den Verlauf der Psychosen; Allg. Zeitschrift f. Psych. 30, 1874, résumé in Ann. méd. psych. 1875, V, 14, p. 141.

Teminakis — in Wiener klin. Wochenschrift 1912, N⁰ 49, p. 1939.

Toulouse et Marchand — Influence des maladies infectieuses sur les accès convulsifs des épileptiques; Revue de psychiatrie 1899, N⁰ 5.

Treiber — Heilversuche mit Tuberkulininjektionen bei Dementia praecox; Allg. Zeitschr. f. Psychiatrie 70, 1913, p. 734.

Truelle — 7e rapport au Centenaire de la Thèse de Bayle; Traitement et Assistance; in La Paralysie Générale (Centenaire de Bayle), Masson 1922.

Tuczek — Beiträge zur pathol. Anatomie u. zur Pathologie der dementia paralytica. Berlin 1884, p. 127; cité chez v. Halban.

Usse — Pleurésie sérofibrineuse chez un confus mélancolique après 3 ans d'internement, suivie d'amélioration progressive de l'état mental; Encéphale 1923, 1, p. 31.

Vallée — Traumatismes et affections mentales; Ann. méd.-psych. 1899, p. 137.

Vallon — Pathologie mentale au point de vue administratif et judiciaire; in Gilbert-Ballet: Traité de pathologie mentale.

Verga — Mélancolie guérie par l'érysipèle de la face; in Arch. ital. per le maladie nervose 1865, résumé in Ann. méd.-psych. 1866, p. 141.

v. Wagner — Ueber die Einwirkung fieberhafter Erkrankungen auf den Verlauf von Psychosen; Jahrbuch f. Psych. VII, 1886.

v. Wagner — Psychiatrische Heilbestrebungen; Wiener klin. Wochenschrift 1895, N° 9.

Wagner v. Jauregg — Ueber Behandlung der progress. Paralyse mit Bakterientoxinen. Wiener klin. Wochenschrift 1912, N° 1, p. 61.

West — cité chez Friedlaender.

Wille — Der Typhus bei Geisteskranken (épidémies de Goeppingen et de Muensterlingen) Allg. Zeitschr. für Psychiatrie 22, 1865 et 27, 1871.

Woillez — Epidémie de choléra dans l'asile de Clermont en 1849, Ann. méd.-psych. II, 3, 1851 p. 26 et 204.

Wolf — Typhus et psychoses; résumé d'un article du Psychiatr. Correspondenzblatt 1872 in Ann. med. psych. 1874.

Roger Yvert — A propos de 50 cas de fièvre typhoïde chez les aliénés; Arch. de Neurolegie, août 1898; résumé in Ann. méd. psych. 1900, p. 449.

Pour ce qui est de bibliographies plus détaillées, nous renvoyons aux travaux de Dontrebente, Enge, Fiedler, Friedlaender, v. Halban, Lehmann et v. Wagner (1886).

www.ingramcontent.com/pod-product-compliance
Ingram Content Group UK Ltd.
Pitfield, Milton Keynes, MK11 3LW, UK
UKHW021544260726
13993UKWH00002B/628

9 782329 205205